"LES JUIFS EN FRANCE"

II

Dʳ FERNAND QUERRIOUX

LA MÉDECINE
ET
LES JUIFS

Selon Les documents officiels
avec trois clichés et trois illustrations hors texte

2019
the Savoisien & Baglis

Dr FERNAND QUERRIOUX

LA MÉDECINE
ET
LES JUIFS

Selon Les documents officiels
avec trois clichés et trois illustrations hors texte

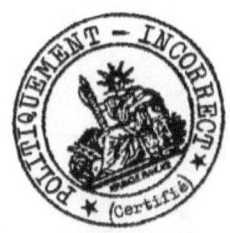

Imprimerie Spéciale
nouvelles éditions françaises
21, rue Amélie, 21 Paris

Achevé d'imprimer Décembre 1940

Copyright by Nouvelles Éditions françaises 1940.

Première édition numérique 29 octobre 2007

the Savoisien & Lenculus

Tous droits de traduction et de reproduction réservés pour tous les pays.

Exegi monumentum ære perennius

Un Serviteur Inutile, parmi les autres

Scan, ORC, corrections, mise en page
5 Août 2019
Lenculus †(2016) & Baglis
in memoriam

Tous droits de traduction et de reproduction réservés pour tous les pays.

Pour la Librairie Excommuniée Numérique des CUrieux de Lire les USuels

TABLE DES MATIÈRES

Introduction 7

Un bien curieux document 8
Le serment d'Hippocrate 9
L'abaissement de la médecine 10

I

Historique de la législation relative à la question des étrangers dans l'exercice de la médecine

Du Moyen-âge à la révolution 17
L'invasion roumaine 19
Les progrès de l'invasion étrangère 20
Texte de la loi 22
Le scandale des équivalences 23
Une réaction vigoureuse 26
Texte de la loi Armbruster 28
La gravite du problème 34
Texte de la loi Cousin-Nast 36
Durant la guerre 42

II

Le scandale des naturalisations

Le rôle néfaste du Front Populaire 50
Des chiffres éloquents 52
Des listes curieuses 56
Le règne du juif 59

III

La pléthore médicale

Accroissement du pourcentage étranger 64
La valeur de certains étrangers 66
Ce que faisaient les autres pays 68
L'aide française aux étudiants étrangers 69
Ce qui se passe dans la Seine et à Paris 72
Suivez le guide 77
Le flot monte 79
Chez les internes 82
Chez les gastronomes 84
Aux assurances sociales 85

IV

La qualité des médecins juifs naturalisés ou non

Une question de moralité 88
Devant les tribunaux 89
Une anecdote 93
Collaboration judéo-maçonnique 94

V

Nos conclusions

Trafics juifs 99
Urgence d'un règlement administratif 101
L'ordre des médecins 102

INTRODUCTION

Tout le monde a entendu parler de Carpentras, cette charmante petite ville de notre Provence ensoleillée, célèbre par ses berlingots et parce qu'elle fut le berceau du « taureau de Vaucluse », si néfaste à notre pays. Mais ce que beaucoup d'entre mes lecteurs ignorent, c'est que cette ville possède une église du XVe siècle — l'église Saint-Siffrein — bâtie sur les ruines d'une cathédrale romane, et qui offre la bizarre particularité de posséder une porte, dite « porte Juive. »

Le nom viendrait — dit-on — de ce qu'autrefois, à l'entrée de l'église, se trouvaient des échoppes tenues par des Juifs qui vendaient des objets de piété aux chrétiens. Mais cette porte offre une autre singularité. Au-dessus du linteau, on voit, sculptée dans la pierre, une boule sur laquelle courent des rats. C'est « la boule aux rats de la porte juive. »

A cette époque toute la Provence était dressée contre les Juifs, ainsi qu'en témoigne le document qui va suivre ; Carpentras en comptait de nombreux, comme encore de nos jours. Ils s'étaient déjà révélés si avides que le sculpteur, soit par ironie, soit par vengeance tailla cette boule qui, dans son imagination, représentait le monde envahi et rongé par les Juifs.

UN BIEN CURIEUX DOCUMENT

En effet dès le XVe siècle, les Juifs avaient pour mot d'ordre de dépouiller, le chrétien, par n'importe quel moyen. En voici une preuve :

La *Revue des Études juives*, financée par James de Rothschild, a publié en 1880 deux documents qui montrent les *Learned Eiders of Zion* à l'œuvre.

Le 13 janvier 1489, Chamor, rabbin des Juifs d'Arles en Provence, écrit au Grand Sanhedrin, siégeant à Constantinople et lui demande avis dans des circonstances critiques.

Les Français d'Aix, d'Arles, de Marseille, menacent les synagogues. Que faire ?

Réponse :

« Biens-aimés frères en Moïse, nous avons reçu votre lettre dans laquelle vous nous faites connaître les anxiétés et les infortunes que vous endurez. Nous en avons été pénétrés d'une aussi grande, peine que vous-mêmes.

« L'avis des grands Satrapes et Rabbins est le suivant :

« A ce que vous dites que le Roi de France vous oblige à vous faire chrétiens : faites-le, puisque vous ne pouvez faire autrement, mais que la loi de Moïse se conserve en votre cœur.

« A ce que vous dites qu'on commande de vous dépouiller de vos biens : faites vos enfants marchands afin que peu à peu ils dépouillent les chrétiens des leurs.

« A ce que vous dites qu'on attente à vos vies : faites vos enfants médecins et apothicaires afin qu'ils ôtent aux chrétiens leurs vies.

« A ce que vous dites qu'ils détruisent vos synagogues : faites vos enfants chanoines et clercs afin qu'ils détruisent leurs églises. •

« A ce que vous dites qu'on vous fait bien d'autres vexations : faites en sorte que vos enfants soient avocats, notaires et que toujours ils se mêlent des affaires des États, afin que, en mettant les chrétiens sous votre joug, vous dominiez le monde et vous puissiez vous venger d'eux.

« Ne vous écartez pas de cet ordre que nous vous donnons, parce que vous verrez par expérience que d'abaissés que vous êtes, vous arriverez au faîte de la puissance.

« Signé : V.S.S. V.F.F. Prince des Juifs,
le 21 de Casleu (Novembre 1489). »

Ceci nous explique l'invasion juive en France dans les professions désignées dans ce document et tout particulièrement en médecine.

LE SERMENT D'HIPPOCRATE

La profession de médecin est moralement régie par un ensemble de principes qu'on nomme déontologie. Ce sont ces règles qui dictent la conduite du médecin vis-à-vis de ses malades, de ses confrères ou de la société.

Hippocrate, qui traita de la médecine par préceptes, fut l'auteur du premier code de déontologie. Son serment célèbre, qui contient les principes fondamentaux de cette conscience médicale est encore en honneur de nos jours puisqu'il est lu, au moment de la soutenance de leur thèse, par les étudiants de la Faculté de médecine de Montpellier. En voici la formule :

« Je jure, par Apollon médecin, par Asclepios, Hygie et Panacée, et je prends à témoin tous les dieux, toutes les déesses, d'accomplir, selon mon pouvoir et ma raison, le serment dont ceci est le texte : d'estimer à l'égal de mes parents celui qui m'a enseigné cet art, de faire vie commune et, s'il est besoin, de partager mes biens avec lui ; de tenir ses enfants comme mes propres frères, de leur enseigner cet art, s'ils ont besoin de l'apprendre, sans salaire ni promesse écrite ; de faire participer aux préceptes, aux leçons et à tout le reste de l'enseignement, mes fils, ceux du maître qui m'a instruit, les disciples, inscrits et engagés selon les règlements de la profession, mais ceux-là seulement. J'appliquerai les régimes pour le bien des malades, selon mon pouvoir et mon jugement, jamais pour faire tort ou

mal à personne. Je ne donnerai à personne, pour lui complaire, un médicament mortel, ni un conseil qui l'induise à sa perte. De même, je ne donnerai pas à la femme de remèdes capables de tuer son fruit. Mais j'emploierai constamment ma vie, jusqu'à la vieillesse, à garder la femme pure de toute faute. Je ne taillerai pas moi-même ceux qui souffrent de la pierre, mais j'en ferai présent aux Maîtres expert en cet art, en les leur confiant. Dans quelque maison que ce soit où j'entre, j'entrerai pour le salut du malade, fuyant, au plus loin, tout soupçon de malfaisance et de corruption : et cela, qu'il s'agisse des femmes ou des hommes, des enfants ou des serviteurs. Ce que, dans l'exercice où en dehors de l'exercice, et dans le commerce de la vie, j'aurai vu ou entendu qu'il ne faille pas répandre, je le tiendrai en tout pour un secret. Si j'accomplis ce serment avec fidélité, qu'il m'arrive de jouir de ma vie et de mon art en bonne réputation parmi les hommes et pour toujours ; si je m'en écarte et l'enfreins, qu'il m'arrive le contraire. »

La fonction du médecin doit être considérée comme un véritable sacerdoce, toute de dévouement, de discrétion, de pitié, de charité, d'honneur et de droiture. Elle exige donc des praticiens intègres et d'une impeccable dignité. « *Le médecin est au service des malades. C'est un service sacré* », selon la formule du nouveau secrétaire général à la Santé Publique, le docteur Serge Huard.

Où était en 1939 la splendeur de la médecine ? Qu'étaient devenus sa gloire et son ornement ? La médecine était tellement corrompue que les groupements professionnels réclamaient à cor et à cri une réglementation rigoureuse.

L'ABAISSEMENT DE LA MÉDECINE

Depuis l'apparition des Juifs dans cette profession, on a constaté d'abord des manquements et des abus et enfin des pratiques malhonnêtes qu'ont ravalé la médecine au rang du plus bas commerce. Les Juifs ont introduit dans l'exercice de la médecine leur esprit mercantile ancestral ; nous avons assisté là comme ailleurs à la réclame sous toutes ses formes, même les plus éhontées : à l'écran, à la radio, dans la presse

Des pages entières de quotidiens vantaient les procédés charlatanesques ou tel « titilleur de nez », des affiches s'étalaient sur les murs côté des réclames pour apéritifs ou pour savon de toilette. Les milieux médicaux se souviennent encore du scandale causé par quelques « grands médecins » de Paris, de Marseille et de certaines villes d'eaux qui, il y a quelques années, acceptèrent, dans un journal américain « *The Saturday evening post* », de vanter un laxatif : « *The New Fleischmann's yeast* » moyennant la somme de mille dollars. Toute une page du journal était consacrée à la réclame de ce laxatif : avec l'avis du « maître du jour » et sa photographie au milieu d'une figuration quelquefois importante d'internes, étudiants, infirmières. Parmi les médecins qui acceptèrent de contribuer au lancement de ce laxatif, on compte une majorité de Juifs.

Nous avons encore sous les yeux la photographie d'un spécialiste de l'intestin en train de faire un lavage d'estomac. Ce patient n'est autre que le beau-frère du médecin. Par hasard sans doute, il est propriétaire d'hôtel dans la ville d'eaux du spécialiste et l'assistant — car il y a un assistant — est le maître d'hôtel de cet astucieux commerçant.

Comme nous sommes loin de ce que dit le secrétaire général à la Santé Publique : « *Le médecin français doit être le plus réputé, le plus instruit* », mais aussi « *le plus intègre, le plus dévoué qui soit.* » Malheureusement en 1940, que de consciences molles, que d'appétits dévoyés, que de malades exploités, grugés et même ruinés par des praticiens indignes !

Ainsi ce médecin-Juif des hôpitaux de Paris, qui prenait comme honoraires, il y a dix ans, la somme de 10.000 francs pour faire un pneumothorax. Le malade ne peut payer que la moitié comptant. A quelque temps de là ne pouvant s'acquitter du solde, ce malade dont l'état empire se voit traduit en justice, poursuivi, traqué par son créancier implacable. Cette lamentable histoire se termine par la mort de ce malheureux à l'hôpital.

Et ce cas dont nous parle un de nos confrères français de la banlieue-sud :

« *Un jour je suis appelé d'urgence auprès d'une malade : ménage d'ouvriers, habitation modeste de deux pièces. La malade se plaint d'un violent point de côté et paraît très inquiète. Après un examen qui ne révèle absolument rien d'organique, je me hâte de la rassurer.*

« *Mais la patiente insiste, me demande si je suis sûr de mon diagnostic et finit par me faire le récit suivant :*

« *Je sens bien que je ne suis pas très malade, mais je désirais en avoir le cœur net. Un de vos confrères sort d'ici et a déclaré à mon mari que j'étais atteinte d'une pleurésie purulente (3 litres de pus dans le côté il faut que je sois transportée d'urgence dans sa clinique, sinon, demain matin je serai morte. Le prix de l'intervention ? — 4.000 frs pour l'opération, à payer tout de suite. Plus les frais de clinique pendant environ un mois. Vous n'avez pas cette somme ? — Oh en raclant bien les fonds de tiroir... ! Et puis vous trouverez certainement quelqu'un pour vous prêter l'argent nécessaire. La vie vaut bien un sacrifice...* »

Or, il n'y avait aucun signe de pleurésie purulente et il n'était même pas possible d'invoquer une erreur de diagnostic. Faut-il vous dire que le premier médecin était Juif et propriétaire de la clinique où il voulait envoyer la pleurésie purulente... Imaginaire.

Un autre médecin-Juif, propriétaire d'une clinique, fait entrer chez lui une femme qui doit être opérée d'hémorroïdes par un de ses coreligionnaires. Il la garde trois semaines sans intervenir et les frais d'hospitalisation sont payés régulièrement. Enfin il se décide à opérer. La Malade au bout d'une dizaine de jours va très mal. Le mari à bout de ressources demande un délai pour payer ce qui reste dû : il est obligé de signer une reconnaissance de dettes. Sur ce la malade est expédiée à l'hôpital où elle meurt 48 heures après.

Nous connaissons de nombreux malades traités pendant des mois et parfois des années entières, souvent sans nécessité par ces disciples de la science sans conscience.

L'usurpation de titre est une pratique courante chez les médecins marrons. On voit constamment des praticiens inscrire sur leurs feuilles d'ordonnances et sous leur nom la mention suivante : « *Ancien interne des hôpitaux.* » Il en est d'autres qui mettent un titre plus général encore, tel que « *Ancien interne de médecine et de chirurgie.* » Pour les clients naïfs, ce titre qui ne veut rien dire n'est pas sans en imposer. En réalité, il signifie dans la meilleure hypothèse que le médecin a été tout simplement interne dans un hôpital privé quelconque ou dans une clinique ne possédant que quelques lits. Parfois, le charlatan n'a même pas cette excuse.

Cet usage aboutit à l'avilissement d'un titre qui, pour avoir de la valeur, doit être suivi du nom de l'hôpital ou des hôpitaux où il a été décerné à la suite d'un concours. Et ce concours soumet le candidat à une préparation qui lui coûte des mois et parfois des années de travail assidu.

Enfin nous avons vu naître ces dernières années toutes sortes de traitements fallacieux qui exploitaient habilement la crédulité publique. Nous avons même vu le vulgaire compérage.

Tout le monde sait que ce sont les médecins Juifs qui ont répandu la pratique de la dichotomie[1]. Il existe une ligue médicale antidichotomique et ô ironie ! son président est... Juif...

Tous les faits — choisis entre mille — que nous avons relatés dans l'introduction de cette étude, sont des faits authentiques, rigoureusement vérifiés et dont nous détenons les preuves. Nous

---

1. — Partage illicite d'honoraires entre médecins ou entre médecins et pharmaciens. La frontière est parfois difficile à faire entre la dichotomie répréhensible et les relations correctes de spécialiste à médecin généraliste.

avons voulu en placer le récit au début de notre travail car ils illustrent d'une manière exemplaire la thèse que nous allons développer. Il ne s'agit pas de généralisations hâtives ou de xénophobie. Il ne s'agit pas de décrier une profession, à laquelle nous nous honorons d'appartenir, mais d'en stigmatiser les brebis galeuses. Il ne s'agit pas de placer un éteignoir sur la science mais de dénoncer ses profiteurs.« *Si la science n'a pas de patrie*, a dit Pasteur, *les Savants en ont une* » — Einstein n'est pas de cet avis, mais Einstein n'est pas du pays de Pasteur.

FIG. 1

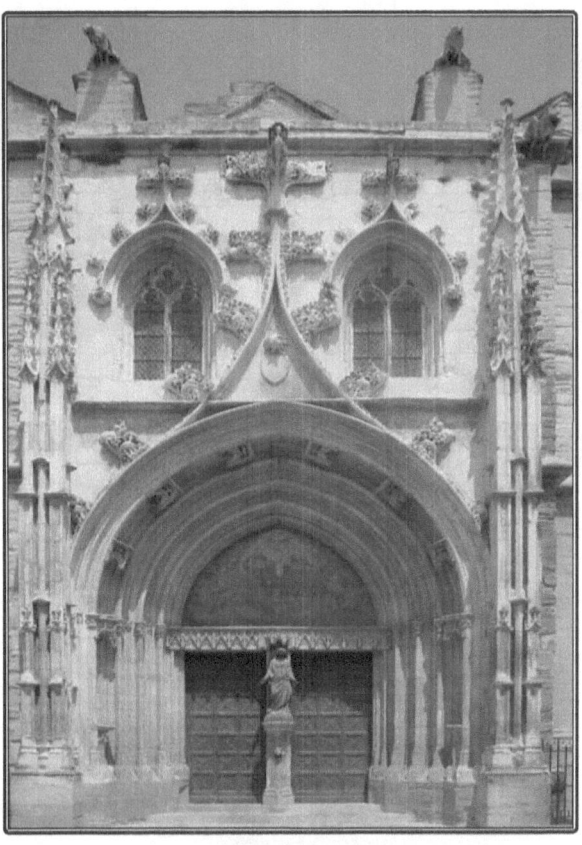

Carpentras église Saint-Siffrein XVe siècle
Porte juive

Le nom relativement tardif de « porte juive », plus qu'en raison de très rare catéchumènes juifs qui l'empruntaient, ne viendrait-il pas du fait que les juifs avaient l'interdiction de passer entre le portail avec l'image vénérée de Notre Dame des Neiges et la fontaine qui est au devant ? Ils devaient contourner celle-ci et passer devant les maisons du fond de la place.

FIG. 2

La boule aux rats

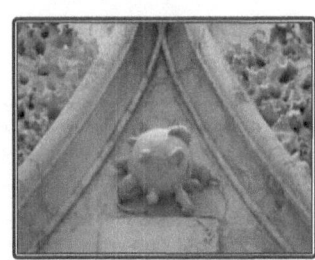

Autrefois surmontée d'une petite croix, est sculptée au-dessus d'un blason aux armes du Chapitre : le saint Clou ou saint Mors de Constantin. Le tout a été en partie bûché en 1793.

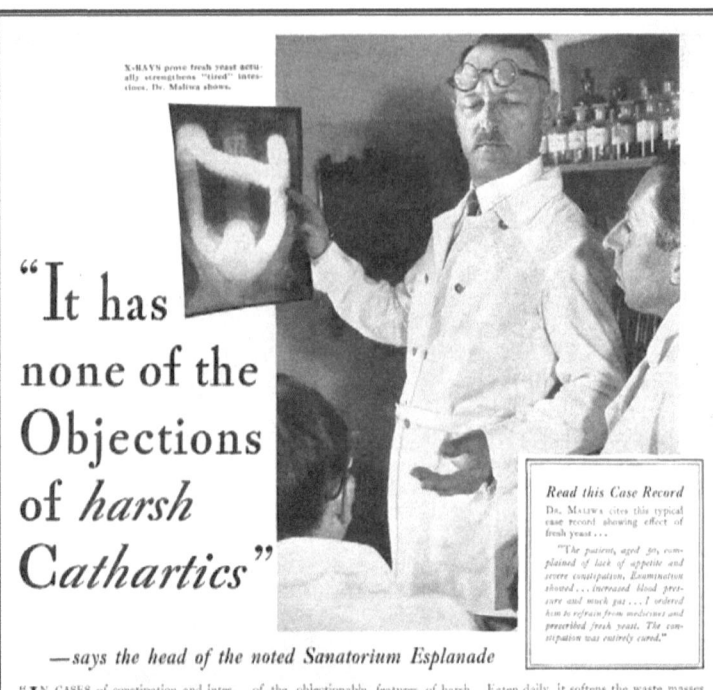

FIG. 3

LES PROCÉDÉS CHARLATANESQUES

Les milieux médicaux se souviennent encore du scandale causé par quelques « grands médecins » de Paris, de Marseille et de certaines villes d'eaux qui, il y a quelques années, acceptèrent, dans un journal américain « The Saturday evening post », de vanter un laxatif: « The New Fleischmann's yeast » moyennant la somme de mille dollars.

I

HISTORIQUE DE LA LÉGISLATION RELATIVE À LA QUESTION DES ÉTRANGERS DANS L'EXERCICE DE LA MÉDECINE

DU MOYEN AGE À LA RÉVOLUTION

La médecine fut exercée primitivement par des clercs qui tenaient des écoles épiscopales. Il n'était pas alors question de nationalité. Les Juifs jouissaient des mêmes privilèges que les chrétiens dès le IXe siècle.

Les clercs furent définitivement écartés de la médecine par Saint Charles Borromée au Concile de Milan. Mais déjà un décret de l'officialité paru en 1322 et des édits du roi Jean en 1352 et 1353 avaient interdit l'exercice de la médecine à toute personne qui n'aurait pas pris ses licences à l'Université.

Charles VI, Charles VII, Louis XII, Charles IX, Henri III, Henri IV, Louis XIII rendirent des édits dans le même sens.

De même que Louis XIV, tous ces rois accordent aux Facultés et aux Corporations le privilège d'autoriser l'exercice de la médecine dans les zones qui sont sous leur dépendance.

L'ancienne monarchie n'intervenait que de très haut pour déterminer les privilèges et pouvoir des Facultés, des collèges ou des corporations ; ces corps de médecins avaient le droit de régir toute, la profession aussi bien pour la question des études que pour l'exercice de la médecine proprement dite.

La monarchie attirait les étudiants étrangers vers les écoles françaises, mais il semble bien que nos rois n'avaient d'autre préoccupation que de développer l'influence française à l'étranger car les étudiants libérés de leurs longues études retournaient chez eux sans pouvoir s'agréger aisément à la Corporation.

Il y avait accord entre le pouvoir central et les Facultés pour attirer en France les médecins étrangers les plus réputés. Une sélection était faite pour ceux qui souhaitaient se fixer chez nous.

Louis XIV expose son dessein dans une « *lettre de naturalité* » :

> « *Contribuer à la perfection des arts et exciter l'émulation de Nos sujets Nous engage à prendre sous Notre spéciale protection et fixer dans le Royaume les étrangers qui s'y distinguent* (2). »

Des médecins étrangers étaient appelés chaque année pendant quelques mois à professer à l'Université, ils recevaient une pension prise sur le trésor royal.

On attira en France des savants tels que Sténon en 1665, Winslow en 1698 et Helvétius, qui fut appelé par Colbert.

De 1792 à 1803 l'exercice de la médecine fut libre, car l'organisation corporative abolie en 1792 ne fut pas remplacée. Nous étions alors en pleine tourmente et en plein désordre.

Avant la suppression des corporations, le 16 août 1792, la médecine était accessible à tous en France, sans distinction de nationalité, à condition que le médecin fût agrégé à une Faculté, à un collège ou une communauté de médecine et qu'il n'exerçât que dans les villes, provinces ou pays dépendant de cette Faculté, de ce collège ou de cette communauté.

---

2. — Guiffrey, Lettres de naturalité accordées à des artistes étrangers. Paris 1873, cité par Matborez : *Histoire de la formation de la population française. Les étrangers en France sous l'ancien régime.* Paris 1921.

A cette époque la question des médecins étrangers ne se posait pas, car la Corporation disposant d'une grande puissance pouvait s'en défendre. En somme, pour ce qui concerne l'exercice de la médecine en France, la question de nationalité se pose pour la première fois à la Révolution. C'est sous la Convention que la loi du 14 frimaire an III réserve la médecine militaire à des « citoyens éprouvés » choisis uniquement dans des districts français.

Un peu plus tard, la loi du 19 ventôse an XI (10 mars 1803) consacre un article spécial aux médecins étrangers, l'article 4, par lequel le gouvernement se réserve le droit absolu d'accorder, à son gré, à un médecin étranger la faveur de dispenser ses soins dans notre pays.

Dans l'espace de 50 ans, de 1815 à 1865, 256 médecins étrangers ont obtenu cette autorisation ; du 1er janvier 1855 jusqu'en 1865 inclusivement, il y a eu 62 équivalences de grades accordés aux étrangers, 7 de doctorat, 55 d'officiat (3).

L'INVASION ROUMAINE

Mais, le fait important de cette époque est la faculté réservée aux Roumains, d'obtenir le diplôme français de docteur en médecine avec leur certificat national de fin d'études secondaires. De là date l'invasion massive juive-roumaine dans la médecine française.

L'origine de cette invasion vaut d'être contée :

En 1853, le prince de Valachie, Barbu Stirbey, désireux d'organiser dans son pays un service sanitaire, demanda au gouvernement français, un médecin qui voulût bien se charger de la tâche. Le docteur Davila accepta et créa à Bucarest une école de médecine, mais il voulut qu'un certain nombre de ses élèves pussent terminer leurs, études à Paris. Napoléon III qui voyait en cela la possibilité d'augmenter l'influence française dans les Balkans, donna suite à cette demande, et le ministre de

---

3. — Ces chiffres ont été pris dans le Projet de Loi relatif à l'exercice de la médecine en France par les médecins gradés dans les Universités étrangères, présenté par M. le Député Roger Marvaise. Exposé des motifs. J. O. Documents parlementaires, année 1878, page 4884.

l'instruction publique, Roulland, arrêta le 23 novembre 1857, que les étudiants de l'École de Médecine et de Chirurgie de Bucarest qui justifieraient de :

> « *Quatre ans d'études dans ladite école, et des connaissances analogues à celles qu'on exige en France pour le baccalauréat ès-sciences, pourront, après avoir subi avec succès l'examen de troisième année devant la Faculté de médecine de Paris, être autorisés à y prendre les quatre dernières inscriptions et aspirer au doctorat.* »

Cet arrêté fut, par la suite, improprement appelé : « *Convention avec la Roumanie.* » Il s'agit donc bien d'une simple décision d'un ministre français et non, comme on l'a cru pendant longtemps, et comme on le croit encore aujourd'hui, d'un traité entre deux pays [4].

LES PROGRÈS DE L'INVASION ÉTRANGÈRE

Comme nous l'avons vu, de 1815 à 1865, 256 étrangers ont obtenu l'autorisation d'exercer la médecine, soit deux ou trois médecins par an sous la Restauration, peut-être quatre ou cinq chaque année sous Louis-Philippe et sous Napoléon III.

Sous la Troisième République il en est tout autrement et 256 étrangers n'attendent pas cinquante ans pour transformer notre belle France en « Morticolie. »

En 1871, les Facultés de Médecine se plaignaient déjà du discrédit jeté sur la profession par des étrangers « autorisés » qui avaient, obtenu leurs diplômes presque toujours à la suite d'études rapides, souvent grâce à une simple rémunération pécuniaire, quelquefois même *in absentia*. Le Juif pourrisseur, voulant tout acheter, se reconnaît bien là. Déjà à cette époque les étrangers étaient presque tous Juifs.

---

4. — En 1930. M. le Ministre de l'Instruction Publique a pu dire à la tribune du Sénat : « *Je n'ai trouvé aucune trace de la convention... Je ne puis apporter ici l'affirmation qu'une convention existe.* » *J. O.* Sénat, débats parlementaires ; 6 février 1930.

On pouvait également acheter le diplôme de docteur en médecine de l'Université de Philadelphie. Pour la somme de six cents francs, muni de ce diplôme, le Juif était en droit de trafiquer tout à son aise dans son cabinet médical « autorisé » chez nous.

On lit dans une lettre datée du 12 mars 1879 et citée par M. Chevandier (5).

> « ... Les frais totaux de cette promotion (au titre de docteur en médecine de l'Université de Philadelphie), sans déplacement sont de 600 frs contre paiement desquels vous obtiendrez votre diplôme avec certificats et inscriptions. »

Cela ne fit que croître et embellir, si bien qu'en 1890, il y avait 822 étudiants étrangers à la Faculté de Paris, 100 en province et 200 demandes d'équivalences étaient présentées chaque année (6).

L'École de Nancy devenue un véritable « quartier général d'Orientaux » : Bulgares, Arméniens, Roumains, etc... (Lisez : Juifs-Bulgares, Juifs-Roumains, etc...), entreprit une ardente campagne pour la limitation du nombre des étudiants étrangers.

Dans son rapport le Dr Brouardel s'éleva contre l'équivalence des diplômes de docteur en médecine. « *Il est très difficile, écrivait-il de savoir la valeur exacte de ces diplômes* (7). »

Le Dr Brouardel, avec juste raison, ne voulait pas non plus que les médecins étrangers soient, autorisés à exercer dans une ville d'eau sous le prétexte qu'ils accompagnaient un de leurs malades.

Ces métèques étaient insatiables !

Enfin, après des années de sommeil dans les cartons, des années de débats parlementaires, le 30 novembre 1892, la loi était votée par les deux assemblées.

---

5. — Proposition de loi relative à l'exercice de la médecine. *J. O.* Documents parlementaires ; année 1879, p. 796.
6. — Rapport du Comité d'hygiène publique. *J. O.* Chambre des Députés. Documents parlementaires ; année 1890, p. 917.
7. — Projet de révision de la loi du 19 ventôse an M. M. Brouardel, rapporteur. *J. O.* Chambre des Députés. Documents parlementaires ; année 1890, p. 916.

TEXTE DE LA LOI

Loi du 30 novembre 1892 :

Article premier. — Nul ne peut exercer la médecine en France s'il n'est muni d'un diplôme de docteur en médecine délivré par le gouvernement français.

....

Art. 5. — Les médecins, les chirurgiens-dentistes et les-sages-femmes diplômés à l'étranger, quelle que soit leur nationalité, ne pourront exercer leur profession en France qu'à la condition d'y avoir obtenu le diplôme de docteur en médecine, de dentiste ou de sage-femme en se conformant aux dispositions prévues par les articles précédents. Des dispenses de scolarité et d'examens pourront être accordées par le Ministre conformément à un règlement délibéré en Conseil supérieur de l'Instruction Publique. En aucun cas, les dispenses accordées pour l'obtention du doctorat ne pourront porter sur plus de trois épreuves.

....

Art. 7. — Les étudiants étrangers qui postulent, soit le diplôme de docteur en médecine visé à L'article 2 et les élèves de nationalité étrangère qui postulent le diplôme de sage-femme de 1re ou de 2e classe visé à l'article 3, sont soumis au mêmes épreuves : de scolarité et d'examens que les étudiants français :

Toutefois, il pourra leur être accordé, en vue de l'inscription dans les Facultés et les Écoles de-Médecine, soit l'équivalence des diplômes ou certificats obtenus par eux à l'étranger, soit la dispense des grades français requis pour cette inscription, ainsi que des dispenses partielles de scolarité correspondant à la durée des études faites par eux à l'étranger.

....

Art. 14. — Les fonctions de médecin expert près des tribunaux ne peuvent être remplies que par des docteurs en médecine français.

Cette loi au lieu de défendre le médecin français contre le métèque a facilité au contraire l'invasion de ce dernier.

LE SCANDALE DES ÉQUIVALENCES

En effet si, auparavant, l'étranger ne pouvait exercer la médecine en France qu'en vertu d'une « autorisation » toujours révocable, lui faudra dorénavant être muni d'un diplôme de docteur, lequel deviendra sa propriété et lui conférera un droit, alors qu'il ne jouissait auparavant que d'une tolérance.

Avec les équivalences, les Juifs affluèrent en notre pays, si bien que le nombre des étudiants étrangers s'accrut dans des proportions considérables. A tel point que les étudiants de Montpellier lancèrent un manifeste pour protester « *contre le lamentable spectacle d'une nuée d'exotiques encombrant les salles de dissection, troublant les services hospitaliers*(8). » Les demandes d'équivalences qui ne dépassaient pas 200 chaque année devinrent de plus en plus nombreuses, or elles étaient toujours accordées. 200 par an à cette époque c'était déjà un chiffre respectable, mais nos Juifs voulaient encore mieux.

La *Gazette des Hôpitaux* publiait le 10 décembre 1895 cette statistique :

> « *En 1895, 163 étrangers sont venus s'inscrire à la Faculté de Paris, ce sont des nouveaux, or 132 ont été dispensés de tout diplôme, apparemment pour l'excellente raison qu'ils n'en pouvaient fournir aucun ; 19 autres ont eu l'équivalence, 6 ayant un seul baccalauréat ont été naturellement dispensés de l'autre et, enfin, sur 163 étrangers, 6 seulement étaient normalement pourvus de deux baccalauréats réglementaires.* »

La presse, elle-même, s'émut de cet état de choses. L'*Éclair de Paris* écrivit le 11 novembre 1895 :

> « *Depuis quelques 15 ans l'équivalence était accordée avec une très grande facilité et c'est à cette pratique que nous devons l'accroissement à Paris de deux colonies d'étrangers et surtout d'étudiants russes.* »

---
8. — Aux étudiants en médecine, Montpellier ; année 1895.

Au cours de l'année 1895, la situation était devenue si grave aux yeux du ministre de l'Instruction publique que celui-ci ne voulut plus assumer seul la responsabilité d'accorder des équivalences et des dispenses. Il nomma, le 15 juillet, une commission chargée de ce soin. Celle-ci effrayée par le nombre des demandes, décida, au mois de novembre, de ne plus accorder de dispenses et d'équivalences que pour la province à cause de l'encombrement de la Faculté de Paris.

Le ministre de l'Instruction, Publique, dans sa circulaire du 21 juillet, établit la distinction entre les étrangers qui viennent étudier fa médecine en France avec l'intention de s'y établir et, ceux, qui se proposent de retourner dans leur pays ; en 1897, par l'article 15 du décret du 21 juillet, il autorisait les Universités à créer, à côté du diplôme d'état, le diplôme d'Université, titre purement scientifique.

Malheureusement ce titre purement scientifique était transformé en diplôme d'État, grâce aux dispenses et le tour était joué : le métèque, le Juif pour mieux dire, qui en commençant ses études ne désirait pas séjourner chez nous, changeait d'avis à la fin ; ne voulait plus retourner chez lui et s'installait en France, prenant la place d'un des nôtres.

Les étrangers continuèrent à s'inscrire au doctorat d'État sans posséder le baccalauréat français, aussi à là suite de nouvelles protestations, un décret du 12 mai 1909 enleva au ministre le pouvoir de dispenser de cet examen.

Rien n'y fit, les demandes d'équivalence devinrent de plus en plus nombreuses. Malgré cela un décret du 18 janvier 1916 concéda aux étrangers la gratuité de la déclaration d'équivalence. C'était pendant la guerre mondiale, les Français défendant leur sol ne purent protester.

Au lendemain du traité de paix, les étrangers affluèrent de nouveau dans les Facultés et les écoles de médecine.

Le 17 août 1928 un décret fut pris par M. Herriot visant les conditions de transformation du diplôme universitaire en diplôme d'État ; ce décret abrogeant le décret de 1909 rendait encore la transformation plus facile.

Ce décret Herriot aggrava le conflit entre l'État et les médecins, ces derniers protestèrent :

« *Considérant que l'encombrement médical en France est un fait incontestable qui ne justifie en rien l'introduction d'éléments étrangers souvent douteux, demande la modification des décrets, la suppression des équivalences* (9), *etc...* »

Mais cette protestation, comme les autres, ne fut pas entendue ; le gouvernement avait besoin de gens dociles dans toutes les zones de l'activité, en médecine comme partout ailleurs.

Bientôt les étrangers — c'était à prévoir —demandèrent à passer du diplôme d'Université au diplôme d'État, ou même en cours d'études, de transformer les inscriptions prises en vue du premier en inscription valables pour le second, (ils n'avaient pour cela qu'à passer les deux derniers examens) le diplôme d'État donnant seul le droit d'exercer la médecine en France.

Voyez-vous la manœuvre !

Ces Juifs ne venant chez nous que pour étudier, pour s'imprégner de notre culture, puis peu à peu s'insinuant, se faufilant, puis s'installant et là se cramponnant en parasites.

On, peut affirmer aujourd'hui que ce décret du 17 août 1928 était un décret anti-français. Décidément Édouard Herriot fut aussi malfaisant pour la médecine que pour la France.

En 1929, M. Le Doyen Balthazard écrit :

« *Il semble donc aux pouvoirs publics qu'il soit utile d'ouvrir plus largement encore l'accès de la médecine aux étrangers ! Il semble vraiment qu'il soit temps de s'arrêter dans cette voie. Ne finirait-on pas par penser qu'il entre dans les intentions de ceux qui, dans leur désir d'appliquer à tout prix des lois sociales insuffisamment étudiées, veulent asservir le corps médical, un espoir de trouver un appui parmi tous les médecins d'origine étrangère.* »

---

9. — Assemblée générale de la Confédération des syndicats médicaux français ; séance du 7 décembre 1928.

La question était là. Le citoyen Loucheur, « tout en or », voulait faire voter sa Loi sur les Assurances sociales, et pour la faire appliquer, le gouvernement désirait, le cas échéant, se passer des médecins français. *« Je ferais venir des médecins chinois s'il le faut ! »* s'écriait-il alors.

Le 14 janvier 1930, le décret Maraud favorisa encore l'envahissement du corps médical français :

> *« L'étudiant étranger qui a obtenu la naturalisation après la déclaration d'équivalence de son certificat d'études, mais avant de commencer ses études, pourra être provisoirement considéré comme encore étranger, afin de lui permettre de mener de front la préparation du baccalauréat et celle du doctorat en médecine. »*

C'est plus que de la prévenance vis-à-vis des étrangers qui sont presque tous Juifs, mais n'est-ce pas surtout pour ceux-ci qu'on est si prévenant ?...

Ce décret mit le feu aux poudres.

UNE RÉACTION VIGOUREUSE

Toute la presse professionnelle réagit avec vigueur. Les associations d'étudiants protestèrent dans leurs congrès annuels (Alger, avril 1930, Caen, avril 1931), contre l'abus des dispenses et des équivalences en réclamant des mesures rigoureuses contre les étrangers.

Finalement, le 8 avril 1930, M. le Sénateur Armbruster dépose au Sénat un projet de loi appuyé par l'Académie de Médecine, les Facultés (maîtres et étudiants) et les syndicats médicaux.

Dans l'exposé des motifs de cette loi nous lisons ceci :
> *« ...Il y a aussi, exerçant chez nous, des médecins étrangers qui n'ont pas réussi dans leur patrie pour des raisons professionnelles ou toutes autres ignorées et que parfois des tares et des délits ont mis dans l'obligation de s'expatrier. »*

Pour qui connaît la prudence parlementaire d'alors et surtout la prudence sénatoriale, ces raisons invoquées « tares et délits » se passent de commentaires.

M. Armbruster envisage les conséquences morales de la pléthore

> « ... Des médecins qui se laissent entraîner à certaines pratiques qui méritent la rigueur des lois... Nous sommes obligés de dire que parmi ces derniers, les médecins étrangers sont les plus nombreux. »

Le sénateur fait allusion ici aux avortements pratiqués surtout par des médecins Juifs.

Nous verrons plus loin les condamnations encourues par ces « métèques. »

L'exposé du sénateur conclut qu'il faut protéger la médecine française contre la pléthore d'étrangers.

A la Chambre des Députés, le 22 janvier 1932 M. Louis Bonnefous dépose un rapport au nom de la Commission d'Hygiène dans lequel il dit si bien :

> « Il faut en finir avec la médecine des mercantis pour faire revivre l'esprit médical d'autrefois, l'esprit sacerdotal. Pour cela il n'y a qu'un moyen : limiter aux seuls français le droit d'exercer notre profession ; car entre citoyens de même origine et de même culture, il est facile de dépister les mauvais confrères pour les éliminer. »

Ces paroles excellentes furent sans effet sur la Chambre des Députés, il nous faudra attendre la défaite de 1940 pour obtenir l'application de cette théorie si pertinente.

Déposée le 8 avril 1930 la loi Armbruster ne fut votée que 4 avril 1933. Et la République troisième osait encore parler des rois fainéants et du chariot mérovingien ! Pour faire la navette entre la Chambre des Députés et le Sénat, en passant par toutes leurs commissions, bien entendu, un délai de trois ans est tout de même un peu long au siècle de la T.S.F. Et de la motorisation.

TEXTE DE LA LOI ARMBRUSTER

LOI ARMBRUSTER du 21 avril 1933 :

ARTICLE PREMIER. — Nul ne peut exercer la médecine en France s'il n'est :

    1. Muni du diplôme d'État français de docteur en médecine ;

    2. Citoyen où sujet français ou ressortissant des pays placés sous le protectorat de la France. Toutefois, les pays étrangers où les médecins de nationalité française sont autorisés à exercer la médecine pourront demander au Gouvernement français des conventions diplomatiques dispensant, en certains cas, de la naturalisation française.

    Mais une parité devra être établie entre le nombre des médecins originaires des pays avec lesquels des conventions ont été passées, venant exercer en France, et celui des médecins français exerçant la médecine dans ces pays.

    Les dispositions du paragraphe précédent s'appliqueront à l'exercice de la chirurgie dentaire en France.

ART. 2. — Les titulaires d'un diplôme étranger de docteur en médecine qui postuleront le doctorat d'État français devront justifier des titres initiaux requis pour s'inscrire au diplôme, du certificat d'études physiques, chimiques et naturelles et subir les examens probatoires.

    Ils ne pourront, en aucun cas, obtenir des dispenses de scolarité de plus de trois années.

    Les étrangers munis du diplôme d'Université français, mention médecine, seront astreints aux mêmes conditions, sauf ce qui concerne la scolarité et les examens.

    Pour eux, la dispense de scolarité pourra être étendue à quatre ans ; de même des dispenses d'examens pourront leur être accordées sans toutefois qu'en aucun cas elles portent sur l'anatomie, la physiologie et les cliniques.

ART. 3. — Il ne sera accordé aux étudiants étrangers postulant le diplôme d'État de docteur en médecine aucune dispense d'examens, de scolarité, en vue de leur inscription dans les facultés et écoles de médecine, quelle que soit la durée des études faites par eux à l'étranger.

Chaque année des étudiants roumains ou mauriciens inscrits en vue du titre de docteur d'Université, mention médecine, et ayant subi avec succès les épreuves des derniers examens de fin d'années d'études médicales et les examens cliniques, peuvent être autorisés, par décision, ministérielle prise après avis d'une Commission spéciale, à soutenir leur thèse en vue du diplôme d'État de docteur en médecine.

Le nombre des bénéficiaires de cette disposition ne pourra pas dépasser dix pour l'ensemble des facultés de médecine.

Les étudiants de nationalité étrangère inscrits aux facultés Métropolitaines ne peuvent pas postuler le diplôme d'État de docteur en médecine s'ils ne justifient pas des titres initiaux requis par les règlements afférents à ces diplômes d'État.

Art. 4. — Les chirurgiens-dentistes munis de diplômes des facultés étrangères seront astreints, s'ils veulent exercer en France,. À subir les mêmes examens que les étudiants français postulant le diplôme de chirurgien-dentiste.

Ils ne pourront être dispensés que d'une année de scolarité.

Art. 5. — Il ne sera accordé aux étudiants étrangers postulant le diplôme de chirurgien-dentiste aucune dispense d'examen et de scolarité en vue de leur inscription dans les facultés, quelle que soit la durée des études faites par eux à l'étranger.

Art. 6. — Les diplômes de tous les docteurs en médecine et des chirurgiens-dentistes exerçant actuellement en France devront être vérifiés et authentiqués dans un délai de trois mois.

Art. 7. — Les fonctions de médecin et expert des tribunaux et toutes les fonctions publiques données au concours ou sur titres ne pourront être remplies que par des docteurs et médecins français ou naturalisés tels depuis cinq ans.

Ce délai ne sera pas exigé pour les médecins qui, engagés volontaires en 1914, auront servi dans l'armée française pendant la durée de la guerre

Les dispositions de l'article 7 seront applicables aux chirurgiens-dentistes.

Art. 8. — La naturalisation française ne sera pas exigée des médecins exerçant régulièrement leur profession en France le jour de la promulgation de la loi et qui seront alors munis du diplôme d'État de docteur en médecine ou des étudiants qui seront en cours régulier d'études en vue de ce diplôme.

Il en sera de même pour les chirurgiens-dentistes.

Art. 9. — Sont et demeurent abrogées toutes dispositions antérieures, en particulier celles de la loi du 30 novembre 1892, qui sont contraires aux dispositions de la présente loi.

Cette loi Armbruster ne put en aucune manière endiguer le flot envahisseur Juif déferlant sur la médecine, aussi dès septembre 1934, au lendemain de la loi protégeant les avocats français, nous nous efforçâmes d'attirer l'attention des pouvoirs publics sur la nécessité d'octroyer à la médecine le même statut légal qu'au barreau.

Par nos faibles moyens nous entreprîmes une campagne quasi impossible à cette époque ; la grande presse répondant en s'excusant de ne pouvoir donner suite ou même ne répondant pas du tout et pour cause...

Deux journaux cependant nous ouvrirent leurs colonnes au premier appel, nous devons les mentionner pour les remercier encore : *Le Cri du Contribuable de la Seine* d'alors, avec son magnifique directeur : M. Fraignier et *L'Action Française* en la personne de son incomparable Charles Maurras, n'en déplaise à ses détracteurs. Cet homme que nous ne connaissions pas, pas plus qu'il ne nous connaissait, a compris que notre campagne était essentiellement française, uniquement dictée et guidée par l'amour de notre corporation.

Nous devons remercier aussi l'hebdomadaire *Candide* qui, alerté par nous, publia une série d'articles de notre ami, le docteur

Paul Guérin. Celui-ci brossa un tableau magistral de la question et sa verve satirique fut merveille. Voici ce qu'il écrivait dans cette étude intitulée : *La Médecine française devant l'invasion étrangère.*

« *Les faits sont là... Les temps sont durs... La médecine française traverse une crise...*

« *Crise économique...* » *Le client devient rare, paie mal ; l'hôpital, le dispensaire concurrencent le médecin privé jusque dans sa clientèle restée aisée...*

« *Et voici qu'en cette profession encombrée, aux issues embouteillées, surgissent les bataillons serrés des* « *envahisseurs étrangers.* » *Ils accourent, ils se ruent, de tous les coins du monde, des Karpathes et de l'Extrême-Orient : une curée !... Ne me chantez pas, air connu, que* « *tous homme a deux patries...* » *A la vérité, la France est en passe de devenir le paradis de pouilleux indésirables, bannis d'ici, reniés par là, chassés plus loin, que se gaussent de notre naïveté et contre qui, sans méchanceté, mais fermement, nous sommes résolus à nous défendre...* »

....

« *Vous pensez bien que cette belle jeunesse ne court point après son diplôme dans le seul but de le faire encadrer..,. Las ! Que ne se hâtent-ils de, rapporter en leur pays d'origine, avec la formation reçue dans nos Facultés, le bienfait de notre enseignement scientifique et le rayonnement de notre prestige national ! Combien de confrères, devenus en de lointains pays l'honneur d'un corps médical, sont restés pour nous de grands et chers amis toujours revus -avec plaisir : ces confrères-là comprendront aisément les mobiles qui nous font agir, car ils sont les premiers à vouloir se différencier de cette légion de métèques perdus à tout jamais pour la steppe qui les vit naître...*

« *En revanche, le nombre croissant des* « *naturalisés* » *nous enrichit curieusement d'un lot de* « *Français d'alluvion récente* » *et de qualité douteuse.*

« *Voyez-vous un* « *avantage* » *à cet état de chose ? Moi pas...*

« *A-t-on besoin d'eux ?* » *Mais la médecine française est pléthorique, à tel point que le sénateur Portmann vient de déposer un projet de loi pour limiter le libre accès aux Facultés...*

« *Leur valeur scientifique ?* » Parlons-en… Des études bâclées à coup d'équivalences de diplômes, de dispenses scandaleuses, de « *faveurs* » universitaires, tout ce qu'il faut pour associer une valeur médicale douteuse à une valeur intellectuelle nulle.

« *De grâce, point d'outrance, ni de sotte xénophobie.* »

....

« *Vous devinez où je veux en venir… Un* « *pays fort, une race forte, un pouvoir central fort, une corporation solidement organisée* » *auraient toujours le droit d'étudier avec bienveillance tel cas particulier qui leur serait soumis… Mais* « *la porte ouverte à tout venant* »*, sans contrôle, sans barrage, sans tourniquet au passage, voilà l'excès que nous ne saurions plus longtemps admettre.*

« *Ce fut pourtant, pendant dix ans, l'attitude de nos Pouvoirs publics vis-à-vis des impétrants d'outre-monts…* »

....

« *J'en demande mille pardons à ceux que peut gêner cette campagne, mais le remous s'étend… C'est un fait.*

« *Paris proteste… Un radiologiste s'attaque en termes sévères à un sujet délicat :* « *Un Roumain est électroradiologiste ; obligé de quitter son pays, il vient à Paris. Grâce à l'appui d'un très éminent radiologiste des hôpitaux, il peut, en deux ans, passer ses bachots, tous ses examens de Faculté, se faire naturaliser et concourir ; il est maintenant installé à Paris… Combien de métèques que des patrons soutiennent parce qu'ils trouvent en eux des gens toujours prêts à la lèche, à l'admiration intéressée, ou à la traduction de travaux étrangers qu'ils estiment intéressants d'introduire les premiers en France…* » *Pas mal visé, cela, confrère… Vous êtes un fin observateur !*

« *La province s'émeut…*

« *Dans un petit pays de campagne de l'Indre, le vieux médecin meurt : il est remplacé par un israélite roumain, diplômé d'Université, propagandiste du communisme. Il s'agit d'un village pas bien riche, mais où les gens n'avaient pas mauvais esprit : jugez du ravage social dans quelques années d'ici…* »

« *Un confrère de la Loire vient à la rescousse :*

> « *La médecine française devant l'invasion étrangère ? Mais oui, mon cher confrère, cela existe ; nous sommes trois médecins dans mon canton : un Russe, un Roumain (qu'il dit !), mais vraisemblablement un Juif, et moi... La proportion de cinq pour seize se trouve, ici, de deux pour trois : je ne crois pas qu'elle soit dépassée dans aucun autre canton français... Le Français, fût-il médecin, ne sera donc toujours qu'une poire ?*
>
> « *Infiltrations analogues dans nos campagnes de Touraine ou du Loiret...* »

....

Plus de cent lettres furent adressées aux parlementaires les plus marquants du moment, tous sauf un nous répondirent favorablement, mais aucune action ne fut entreprise sauf celle de MM. Dommange et Cousin.

A cette époque il ne pouvait être question que des étrangers en, médecine, le mot Juif aurait sans doute suffi à nous faire mettre au pilori démocratique.

En notre for intérieur nous savions bien que les Juifs formaient plus de 90% des envahisseurs.

Une partie de la presse médicale nous fut accueillante dès le début, nous disons bien une partie seulement ; la presse médicale étant presque entièrement soumise aux laboratoires Juifs de spécialités pharmaceutiques, ce qui explique le mauvais accueil que firent à notre campagne ces journaux domestiqués [10].

L'impulsion donnée, il en fut autrement, surtout après l'avis favorable des syndicats médicaux de la Seine ; mais cet avis favorable ne fut pas obtenu sans luttes, sans interventions oratoires violentes, qui nous firent traiter d'énergumène et d'hurluberlu par les plus marquants des syndiqués : les pontifes d'alors.

---

10. — À propos de laboratoires, il est à signaler que les laboratoires d'analyses biologiques n'étant soumis à aucune réglementation étaient naturellement accaparés par la race envahisseuse.

Jusqu'à ce jour n'importe qui pouvait ouvrir un laboratoire d'analyses biologiques, ce qui explique la fraude et le compérage qui sévissaient dans un certain nombre de ses institutions, refuges des illégaux.

Fait symptomatique : les médecins étrangers trouvaient toujours des défenseurs et comme par hasard ces défenseurs étaient Juifs (Juifs-français), ou judéo-maçonnisants. Cela n'a d'ailleurs rien d'extraordinaire puisque le Juif internationaliste pour les autres est le plus intransigeant des racistes pour lui-même, ainsi qu'en fait foi le manifeste adressé en 1860 aux Juifs du monde entier, par Adolphe Crémieux, grand maître du Rite maçonnique écossais, fondateur et premier président de l'Alliance israélite universelle.

« Dispersés parmi les autres nations, qui, depuis un temps immémorial, furent hostiles à nos droits et à nos intérêts, nous désirons avant tout être et rester immuablement Juifs. Notre nationalité, c'est la religion de nos pères, et nous n'acceptons aucune autre nationalité. Nous habitons des pays étrangers, et nous ne saurions nous préoccuper des ambitions variables de ces pays qui nous sont entièrement étrangers, pendant que nos problèmes moraux et matériels sont en péril. »

...Israélites ! Quelque part que le destin Vous conduise, dispersés comme vous l'êtes sur toute la terre, vous devez toujours vous regarder comme faisant partie du Peuple élu. »

Et allez donc !!!...

LA GRAVITE DU PROBLÈME

Nous fûmes infiniment mieux compris des étudiants qui, s'inspirant de nos articles, de nos chiffres, de nos statistiques pour attirer l'attention des pouvoirs publics manifestèrent à deux reprises en 1935, manifestations qui, à l'époque, firent quelque bruit.

Pour mieux démontrer la justesse et prouver la justice de notre campagne, rappelons ce que nous avons entendu, en février 1935, dans le cabinet du ministre de la Justice, au cours de l'audience d'une délégation de médecins :

Un sénateur médecin qui nous présentait au ministre a cité un fait qui s'est passé dans une localité du Loiret. Le vieux médecin de l'endroit venait de mourir. Là place revenait de droit à son fils, reçu docteur en médecine ; mais ce dernier, pris par le service militaire n'a pu succéder à son père. Et c'est un Juif-étranger qui obtint le poste. Ce Juif avait passé sa thèse le même jour que le candidat français, mais il n'avait pas d'obligations militaires à remplir.

Le Professeur Balthazard, qu'il faut féliciter pour son intervention au Conseil de l'Instruction Publique, déclarait en janvier 1934 :

> « *Il y a deux catégories d'étrangers ; ceux qui veulent nos titres pour s'en servir chez eux, puis ceux qui veulent nos titres pour se faire ensuite naturaliser en tournant la loi militaire. Je demande qu'un naturalisé ne puisse exercer la médecine en France que dix ans après sa naturalisation.* »

Voilà qui est bien parlé et fait la distinction entre l'étranger et le métèque. L'étudiant étranger retourne dans son pays et sert le prestige de la France ; le métèque reste chez nous et prend la place du Français.

La plupart des médecins étrangers ne connaissent pas notre langue, ils la parlent très mal et ne la comprennent pas mieux.

Dans l'exposé des motifs de la proposition de loi de M. Dommange on lit ceci :

> « *Connaître la langue du pays ? Nul n'en a plus besoin que le médecin appelé à recevoir les déclarations des malades ou de leurs proches, à formuler des prescriptions, à rédiger des ordonnances.*

> « *Être assimilé à la vie nationale ? Plus encore que l'avocat et l'officier ministériel, le médecin pénètre dans l'existence familiale, dans les secrets des foyers, dans l'intimité des personnes ; au cours d'une carrière qui est, le plus souvent, un véritable apostolat, le médecin reçoit les confidences les plus délicates ; psychologue averti, il lui faut souvent soigner le moral, en même temps que le corps de ses malades. Ce n'est assurément pas en quelques mois, ni même en quelques années, qu'un étranger issu, parfois d'une race fort différente, pourra se trouver en communauté de sentiments, d'habitudes, avec sa clientèle française.* »

La loi Dommange qui prévoyait 10 ans de naturalisation pour pouvoir exercer la médecine ne fut pas acceptée par les commissions. Ce fut la loi Cousin-Nast qui fut votée le 20 juillet 1935.

TEXTE DE LA LOI COUSIN-NAST

Loi relative à l'exercice de la médecine et de l'art dentaire [11]

Le Sénat et la Chambre des députés ont adopté,

Le Président de la République promulgue la loi dont la teneur suit :

ART. I. — Nul ne peut exercer la médecine ou l'art dentaire en France, s'il n'est :

1. Muni du diplôme d'État français de docteur en médecine ou de chirurgien-dentiste, ou bénéficiaire des dispositions transitoires de la loi du 30 novembre 1892 ou des dispositions spéciales aux praticiens alsaciens et lorrains (arrêté du 24 septembre 1919, loi du 13 juillet 1921, loi du 10 août 1924, décret du 5 juillet 1922 ratifié par la loi du 13 décembre 1924, loi du 18 août 1927) ;

2. Citoyen ou sujet français, ou ressortissant des pays placés sous le protectorat de la France.

Toutefois, les pays étrangers où les médecins de nationalité française sont autorisés à exercer leur art pourront demander au Gouvernement français des conventions diplomatiques dispensant, en certains cas, de la nationalité française. Mais une parité devra être établie entre le nombre des médecins originaires des pays avec lesquels les conventions ont été passées, venant exercer en France, et celui des médecins français exerçant, effectivement, la médecine dans ces pays.

Les autorisations seront données individuellement, par décret.

---

11. — Loi Cousin, baptisée Cousin-Nast. Nast étant le rapporteur de la proposition de loi Cousin.

Les dispositions des deux alinéas précédents s'appliquent aux chirurgiens-dentistes.

Pourront également exercer la médecine sur le territoire français, dans les mêmes conditions que ceux pourvus du diplôme de docteur en médecine délivré par le Gouvernement français, les médecins sarrois détenteurs des autorisations nécessaires pour l'exercice de la médecine dans la Sarre et qui ont obtenu la nationalité française avant le 1er mars 1935.

Des autorisations pourront être accordées, individuellement, par le Gouvernement français, aux autres médecins sarrois qui se trouvent actuellement en France et qui ont demandé leur naturalisation avant le 1er mars 1935.

ART. 2. — Les titulaires d'un diplôme étranger de docteur en médecine qui postuleront le diplôme d'État français devront :

1. Justifier des titres initiaux requis pour l'inscription au doctorat d'État français, y compris le diplôme du certificat d'études physiques, chimiques et biologiques ;
2. Satisfaire à tous les examens. Ils pourront être dispensés de trois années de scolarité au maximum.

Les titulaires d'un diplôme de docteur en médecine d'une université française et les étudiants en cours d'études pour ce diplôme, qui postuleront le diplôme d'État, seront astreints aux mêmes obligations.

Toutefois, la dispense de scolarité pourra être étendue pour eux à quatre années.

ART. 3. — Les étudiants de nationalité étrangère ne pourront s'inscrire aux facultés et écoles françaises métropolitaines de médecine, en vue de l'obtention du diplôme d'État français de docteur en médecine, s'ils ne justifient pas des titres initiaux français, y compris le diplôme du certificat d'études physiques, chimiques et biologiques, requis par les règlements afférents à ce diplôme d'État.

Il ne sera pas accordé aux étudiants étrangers, ou naturalisés Français, postulant le diplôme d'État de docteur en médecine, aucune dispense d'examens et de scolarité en vue de leur inscription dans les facultés et écoles de médecine, quelle que soit la durée des études faites par eux à l'étranger.

L'étudiant de nationalité étrangère ne pourra être inscrit dans une faculté ou école de médecine française en vue de l'obtention du diplôme d'université s'il ne possède tous les titres initiaux lui permettant de s'inscrire régulièrement à une faculté de médecine de son pays d'origine.

....

Art. 6. — Dans un délai de six mois à dater de la promulgation de la présente loi, les titres et diplômes de tous les médecins et dentistes exerçant en France devront être vérifiés et authentiqués par les soins des préfets et avec la collaboration des syndicaux médicaux, des syndicats de chirurgiens-dentistes et de l'administration des contributions directes.

Passé ce délai, les praticiens qui ne se seront pas soumis à cette mesure recevront, par les soins des préfets, et dans la quinzaine, une lettre recommandée les invitant à se conformer à la disposition précédente. Si dans les quinze jours francs qui suivront la réception de cet avis, s'ils ne se conforment pas à la loi, ils seront passibles d'une amende de 16 à 50 francs.

Quiconque veut exercer la médecine ou l'art dentaire, sans avoir fait enregistrer son diplôme dans les délais et conditions fixés à l'article g de la loi du 30 novembre 1932, sera puni d'une amende de 500 francs.

Un rapport avec état nominatif précisant entre autres la nationalité du praticien ou sa date de naturalisation, la nature et la date exactes du diplôme ou des titres, le lieu de dépôt du diplôme ou des titres, sera envoyé au ministère de la santé publique dans le mois qui suivra la clôture de la vérification préfectorale.

Les modifications apportées à l'état nominatif ci-dessus seront adressées, chaque année, au ministère de la santé publique, dans la première quinzaine du mois d'avril.

Un règlement d'administration publique, rendu dans les trois mois après la promulgation de la loi, fixera les détails de ces opérations de vérification ainsi que les moyens de justifier des titres et diplômes dont auront pu être dépossédés les médecins et les dentistes.

Art. 7. — Tout étranger naturalisé et muni du diplôme d'État de docteur en médecine :

1. Pourra immédiatement exercer la médecine s'il a servi dans l'armée française en qualité d'engagé volontaire au cours d'opérations militaires depuis 1914 ;
2. Pourra exercer la médecine seulement après un délai égal à la durée du service militaire qu'il n'aura pas accompli, s'il a été exempté totalement des obligations militaires françaises par un conseil de révision ou partiellement par un conseil de réforme, ou si la loi du recrutement ne lui est pas applicable, en raison de son sexe, ce délai devant partir du jour de l'obtention du diplôme ;
3. Pourra exercer la médecine seulement après un délai égal au double de la durée du service militaire qu'il n'aura pas accompli si, en raison de son âge, il a été dispensé de la totalité ou d'une partie du temps légal de service militaire actif, ce délai devant partir du jour de l'obtention du diplôme ;
4. Devra subir un délai d'attente de cinq ans l'obtention du droit d'exercer pour remplir les fonctions ou emplois de médecine publique déterminés par un règlement d'administration publique. Ce délai de cinq ans ne sera pas exigé pour les médecins qui, engagés volontaires, auront servi dans l'armée française au cours d'opérations militaires depuis 1914 ; des dérogations pourront être accordées par le ministre de la santé publique pour assurer ces services dans les cas d'extrême nécessité.

Les médecins étrangers autorisés à exercer leur profession en France avant la promulgation de la présente loi continueront à jouir de cette autorisation. Toutefois ils seront soumis aux dispositions de l'alinéa 4, à moins qu'ils ne soient déjà pourvus d'une fonction ou d'un emploi de médecine publique.

Seront dispensés du délai d'attente prévu aux alinéas 2° et 3° du présent article, les étrangers qui étaient en cours d'études médicales le 21 avril 1933.et qui, avant la promulgation de la loi, ont demandé leur naturalisation et se sont mariés à des Françaises ayant conservé leur nationalité.

Les dispositions du présent article s'appliqueront aux chirurgiens-dentistes.

Art. 8. — La loi du 21 avril 1933 sur l'exercice de la médecine est et demeure abrogée.

Sont en outre abrogées toutes les dispositions antérieures contraires aux dispositions de la présente loi, en particulier celles de l'arrêté du 24 septembre 1919 du commissaire général de la République à Strasbourg, des lois du 30 novembre 1892 et 10 août 1924 et du décret du 5 juillet 1922, ratifié par la loi du 13 décembre 1924.

La présente loi, délibérée et adoptée par le Sénat et par la Chambre des députés, sera exécutée comme loi de l'État.

Fait à Paris, le 26 juillet 1935.

Cette loi tant désirée fut encore un coup d'épée dans l'eau. Nonobstant, les avocats avaient obtenu en juillet 1934, 10 ans de naturalisation pour préserver leurs barreaux de l'invasion des Juifs-allemands inscrits aux Facultés de Droit de Paris, de Strasbourg et de Nancy au nombre de 300.

Nous écrivions dans un rapport le 30 novembre 1934, nous adressant aux médecins : Ce chiffre vous fera certainement sourire.

300 avocats allemands (le mot Juif était, sous entendu, puisqu'il s'agissait de réfugiés expulsés d'Allemagne) qui, au bout d'un an pouvaient se faire naturaliser et s'inscrire à un barreau.

L'envahissement de la médecine française par l'étranger est aujourd'hui autrement profond, car nous médecins, nous n'avons pas seulement à nous plaindre des naturalisés de fraîche date mais surtout des non naturalisés qui forment ensemble plus de 25% des médecins exerçant à Paris ou en banlieue.

Loin de nous donner satisfaction cette loi aggrava la situation en raison des naturalisations massives qui s'en suivirent, mais notre campagne continua plus acharnée que jamais.

Sentant toute la profondeur du mal, nous n'avons pas hésité à collaborer à la *France Enchaînée* de M. Darquier de Pellepoix, nous occupant tout spécialement de l'invasion juive en médecine.

Nous comprimes au lendemain du vote de cette loi, baptisée Cousin-Nast, que rien de bien ni d'utile ne pouvait être accompli sans la Corporation médicale. Les lois républicaines étaient faites ou par des insensés ou par de franches canailles. En avril nous écrivions dans le Corps de Santé de notre ami le docteur Cornet :

> « *La médecine est en train de devenir un dépotoir de Juifs étrangers, chargés de la sucer, de l'avilir.*
>
> « *De combien de façons faut-il redire aux médecins français qu'il y a là, matériellement et moralement, un péril immense ?*
>
> « *Ne voyez-vous pas que le Juif métèque, amoral, sorti de son ghetto, veut gagner de l'argent par tous les moyens, ne recule devant rien, vous supplante partout, vous prend votre clientèle ; tous les moyens lui sont bons pour persuader les gens que sa médecine est la meilleure : réclame faite par des « nègres », vantardises, méchancetés, calomnies à l'égard des confrères français, certificats de complaisance, faux certificats, visites multipliées : sur les feuilles d'assurances sociales, avortements, pour ce dernier genre de sport ils sont passés maîtres.*
>
> « *Et vous, médecin honnête, médecin français, si cela continue, vous crèverez de faim.*
>
> « *Soyez inébranlables, et n'oubliez pas que rien, ni personne, ne nous fera taire.*
>
> « *Exigeons tous, les dix ans de naturalisation.*
>
> « *Ce que les avocats ont obtenu par la loi du 19 juillet 1934,, il nous faut l'obtenir.* »

En 1936, c'était le maximum que nous pouvions demander.

Était-ce preuve de xénophobie que d'exiger de pouvoir vivre sur un sol qui nous appartenait encore, avec des moyens parfaitement légitimes que nous conférait l'État et qui auraient dû être mieux protégés par ce dernier.

Notre but était : la médecine aux français.

Nous disions également dans la *France Enchaînée*, parlant des thèses des docteurs Albin Faivre et Jacques Boudard de 1939 :

Tous les deux sont catégoriques.

Les métèques causent à eux seuls la pléthore médicale et avilissent la médecine avec leurs procédés mercantiles. Ils nous montrent que la plupart de ces métèques sont des « habitants », c'est-à-dire des parasites au nez crochu, eux lèvres lippues, aux jambes arquées.

Vous avouerez avec nous que le rédacteur du fameux décret-loi interdisant de les nommer « Juifs » fut vraiment psychologue quand il qualifia ces « innommables » d'« habitants. »

Le 15 juin 1939 nous terminions un article intitulé : « *Les « habitants » causent la pléthore médicale* » par ces lignes :

« Le malheur est que nous, médecins français, qui avons protesté depuis des années, pâtissons de cet état de choses et pâtirons bien davantage encore.

Le malheur encore plus grand, c'est que dans tous les cadres du pays on a naturalisé systématiquement des masses de Juifs.

Ce que nous avons perdu dès aujourd'hui, nous, médecins, c'est la médecine française ; mais ce que nous risquons tous de perdre demain : c'est la France. »

Survint la mobilisation générale en 1939. Bien qu'ayant fait la guerre de tranchées 1914-1918, nous fûmes mobilisés le 29 août 1939.

DURANT LA GUERRE

Nous avons bien essayé, avec notre ami le docteur XXX d'écrire quelques articles dans le *Concours Médical* ; quant à notre grande stupéfaction nous avons vu dans la grande Presse la publication du décret du 15 mai 1940 (*J. O.* du 17 mai 1940) concernant l'utilisation des médecins étrangers en temps de guerre :

Décret
> Décret concernant l'utilisation des médecins étrangers en temps de guerre.

Rapport
> Au Président de la République française
> Paris, le 15 mai 1940.
>
> Monsieur le Président,
>
> La mobilisation générale a enlevé à la population civile un grand nombre de médecins et cette situation n'est pas sans dangers.
>
> Aussi nous est-il apparu que, pendant la durée des hostilités, des dérogations pourraient, sous certaines conditions, être apportées aux dispositions de la loi du 26 juillet 1935 sur l'exercice de la médecine.
>
> Tel est l'objet du décret, joint au présent rapport, que nous vous serions obligés de vouloir bien revêtir de votre signature, si vous en approuvez les dispositions.
>
> Veuillez agréer, Monsieur le Président, les assurances de notre respectueux dévouement.
>
> Le Président du Conseil,
> Ministre des Affaires Étrangères,
> Paul Reynaud.
> Le Ministre de la Santé publique,
> Marcel Héraud.
> Le Ministre de la Défense nationale et de la Guerre,
> Édouard Daladier.
> Le Ministre de l'Intérieur,
> Henri Roy.
> Le Garde des Sceaux, Ministre de la Justice,
> Albert Sérol.
> Le Président de la République française,

Sur le rapport du Président du Conseil, Ministre des Affaires Étrangères, du Ministre de la Santé publique, du Ministre de la Défense nationale et de la Guerre, du Ministre de l'Intérieur, et du Garde des Sceaux, Ministre de la Justice.

Vu la loi du 26 juillet 1935 sur l'exercice de la médecine et de l'art dentaire ;

Vu le décret du 11 septembre 1939 relatif à l'exercice de la profession médicale en temps de guerre ;

Vu la loi du 11 juillet 1938, notamment l'article 36, modifié par la loi du 8 décembre 1939 ;

Le Conseil des Ministres entendu, Décrète :

Art. premier. — Pendant la durée des hostilités et jusqu'à une date qui sera fixée ultérieurement par décret, l'autorisation d'exercer la médecine pourra, à titre exceptionnel, être accordée par le Ministre de la Santé publique, après avis de la commission visée à l'article 4 du présent décret, aux médecins français ou étrangers, titulaires d'un diplôme français de docteur en médecine, diplôme d'État ou d'université, que les dispositions en vigueur n'autorisent pas actuellement à exercer.

Cette autorisation peut être accordée, dans les mêmes conditions, aux praticiens de toutes nationalités, titulaires d'un diplôme étranger de docteur en médecine, possédant des titres spéciaux ou ayant rendu des services exceptionnels à la France.

Les autorisations dont il s'agit sont essentiellement révocables ; la révocation en est prononcée dans les mêmes formes que leur délivrance.

Art. 2. — Les médecins ressortissant de pays alliés sont habilités à donner des soins à leurs compatriotes dans les lieux d'accueil. Ils peuvent, en outre, être autorisés, dans les conditions prévues par l'article précédent, à soigner l'ensemble de la population.

Art. 3. — Les médecins bénéficiant des autorisations visées par les articles précédents devront contracter l'engagement prévu par l'article 19 de la loi du 11 juillet 1938 ; ils ne pourront exercer que dans les circonscriptions où les soins de la population ne peuvent être assurés par des médecins français et qui leur auront été désignés par le Ministre de la Santé publique.

Art. 4. — La commission prévue à l'article 1er est composée comme suit :
- Un membre de l'Académie de médecine désigné par le Ministre de la Santé publique, président.
- Le doyen de la Faculté de Médecine de Paris.
- Un représentant du Ministre des Affaires Étrangères.
- Un représentant du Ministre de la Défense nationale et de la guerre (direction de la défense passive).
- Un représentant du Ministre de l'Intérieur (direction générale de la Sûreté nationale).
- Le directeur du Cabinet du Ministre de la Santé publique, ou son représentant.
- Le directeur de l'Hygiène et de l'Assistance au Ministère de la Santé publique.
- Un inspecteur général technique du Ministère de la Santé publique.
- Le fonctionnaire chargé du service de la Défense nationale au Ministère de la Santé publique..
- Le secrétaire général de la Confédération des Syndicats médicaux français.
- Le chef du bureau chargé de l'application de la législation sur l'exercice de la médecine au Ministère de la Santé publique, secrétaire.

Art. 5. — Le Président du Conseil, Ministre des Affaires Étrangères, le Ministre de la Santé publique, le Ministre de la Défense nationale et de la Guerre, le Ministre de l'Intérieur, le Garde des Sceaux, Ministre de la Justice, sont chargés de l'exécution du présent décret, qui sera soumis à la ratification des Chambres et publié au Journal officiel de la République française.

Fait à Paris, le 15 mai 1940.

Il semble qu'un certain nombre des intéressés n'aient pas attendu la réalisation de ces formalités pour s'installer chez nous.

Le ministre de la Santé Publique, M. Marcel Héraud, fils de médecin, avait une singulière façon de comprendre les légitimes aspirations du Corps Médical français.

Ainsi sous le couvert de soigner la population civile qui manquait soi-disant de médecins, on réduisait à néant des années d'efforts et de luttes pour préserver la médecine contre l'invasion juive étrangère. Et nous, médecins mobilisés, nous n'avions pas le droit de faire entendre notre voix. Tandis que nous nous efforcions de défendre la grande porte contre l'ennemi on ouvrait furtivement la porte de service à tous ces rongeurs sortis des ghettos orientaux.

Ne nous tenant pas pour battu nous avons, le 2 août 1940, écrit au chef de l'État français, avec documents à l'appui, pour lui demander une loi autorisant seulement les Français, fils de Français, à exercer la médecine.

Aussi avons-nous appris avec un réel soulagement la promulgation de la loi d'État du 16 août 1940, parue au *J. O.* le 19 août 1940, qui cette fois nous donnera satisfaction quand elle sera en usage. Car fait curieux, fin novembre 1940, cette loi n'est pas encore appliquée ; certains juristes ont même été jusqu'à écrire qu'elle était mal rédigée, qu'elle n'avait pas d'effet rétroactif, par conséquent était inopérante.

Il serait très facile à M. le Secrétaire général à la Santé Publique de faire prendre un décret d'urgence indiquant l'effet de rétroactivité de cette loi, l'effet rétroactif existant pour les fonctionnaires et les avocats.

Tous les médecins français, les vrais, attendent avec impatience l'entrée en vigueur de cette loi qui ne vise que les étrangers et non les Juifs. Il est vrai que la plupart des médecins métèques sont Juifs.

LOI

Concernant l'exercice de la médecine

Nous, Maréchal de France, Chef de l'État français,

Décrétons :

ART. PREMIER. — Nul ne peut exercer la profession de médecin, de chirurgien-dentiste ou de pharmacien en France ou dans les colonies françaises, s'il ne possède la nationalité française à titre originaire comme étant né de père français.

ART. 2. — Sur proposition du secrétaire général à la Santé publique, un décret contresigné par le Ministre Secrétaire d'État à la famille et à la jeunesse peut autoriser ceux qui ne remplissent pas la condition prévue par l'article 1er à exercer la médecine en France :

a.) s'ils ont scientifiquement honoré leur patrie d'adoption ;

b) s'ils ont servi dans une unité combattante de l'armée française au cours des guerres de 1914 ou 1939.

ART. 3. — La condition prévue par l'article 1er n'est pas exigée :

1. Des personnes réintégrées de plein droit dans la nationalité française à dater du 11 novembre 1918 lorsqu'elles descendent, en ligne paternelle s'il s'agit d'enfants légitimes, et en ligne maternelle s'il s'agit d'enfants naturels, d'un ascendant ayant perdu la nationalité par application du traité franco-allemand du Io mai 1871 ou lorsqu'elles sont nées en Alsace-Lorraine avant le 11 novembre 1918 de parents inconnus ainsi que des personnes qui auraient eu droit à cette réintégration si elles n'avaient déjà acquis ou revendiqué la nationalité française antérieurement au 11 novembre 1918 ;

2. Des enfants naturels nés en France de parents non dénommés ou de mère française et de père inconnu à condition toutefois qu'ils n'aient pas été postérieurement reconnus ou légitimés par un père étranger.

ART. 4. — Le présent décret sera publié au Journal officiel et exécuté comme Loi de l'État.

Fait à Vichy, le 16 août 1940.

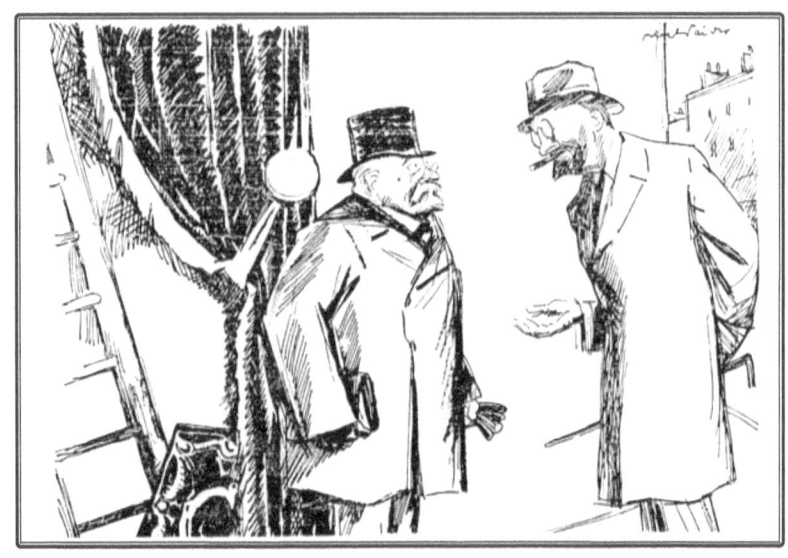

FIG. 4

DICHOTOMIE

Candide n° 434 du jeudi 7 Juillet 1932 ; p. 1

— Le médecin de l'état civil. — ... *De l'argent, mon cher confrère ? mais à quel titre ?*
— Le chirugien. — *La personne dont vous venez de constater le décès... c'est moi qui vous l'ai "envoyé".*

(Dessin d'Abel Faivre.)

II

LE SCANDALE DES NATURALISATIONS

« Tout homme a deux patries, la sienne et puis la France », nous disait-on jusqu'en 1939, parce que de tous les pays du monde, la France est celui où l'étranger se trouve le moins dépaysé.

Si même après plusieurs années de séjour l'étranger demande et obtient la naturalisation française, cela ne lui donne pas, à notre avis, le droit d'exercer une profession libérale, ou toute autre fonction sociale d'un intérêt comparable à celle de médecin.

« *Prenons garde : pour un peuple, s'enrichir d'un autre peuple, est un jeu délicat qui exige beaucoup de tact* » disait M. Le Bâtonnier de St-Auban dans son discours de rentrée en 1934.

« *Il n'est*, dit un proverbe d'autrefois, *bonne farine que de grains poussés en même terre.* » Il en est des hommes comme des graines.

L'élaboration chez nous d'une famille, d'une société ne se fait qu'avec les années et les siècles. Bainville l'exprime magistralement quand il écrit :

> « *La grande faculté de la France, une de ses facultés maîtresses aurait dit Taine, c'est de reconstruire sans arrêt une classe moyenne qui elle-même engendre les aristocraties. A la base, une race paysanne ancienne et dure, crée patiemment de la richesse*

et, par la plus réelle des richesses, celle du sol qu'elle travaille à féconder, élève ses fils au-dessus d'elle-même. Un vieux proverbe de la noblesse française disait : « Nous venons tous de la charrue.

« *C'est encore vrai de nos jours pour toutes nos espèces d'aristocraties, y compris celle de l'intelligence. Vingt millions de paysans forment l'humus dont se nourrit ce qui fait la France. Vingt millions de paysans qui ont deux passions : celle de l'épargne et celle de l'ordre, sont la garantie de nos renaissances. Quelles que soient nos plaies financières, politiques ou sociales, on peut compter que le paysan français, par son labeur aussi régulier qu'opiniâtre, rétablira l'équilibre et aura soin de tout.* »

Quelle est la famille française qui n'a actuellement des parents à la terre ou qui ne se souvient d'ancêtres paysans ? Il n'y en a pas. C'est pourquoi ces familles juives qui se sont abattues sur la France, par nuées successives, ignorent tout de la vie profonde de la France et demeurent entièrement étrangères à notre pays.

Le médecin fait partie de l'élite du pays. Il n'y a aucune raison pour le Corps Médical d'admettre dans son sein des individus non imprégnés du génie de notre sol.

Depuis longtemps nous demandions que l'on arrêtât les naturalisations dans les professions libérales ou dans les Corps de fonctionnaires.

LE RÔLE NÉFASTE DU FRONT POPULAIRE

Mas, ce fut en vain ! les naturalisations massives accordées par le front populaire constituaient un recrutement révolutionnaire de choix. Souvenez-vous de juillet 1936 et du règne triomphant du métèque. Ce n'était partout qu'occupation d'usines, forêts de drapeaux rouges et de poings tendus.

En face de notre appartement se tenait une permanence rouge ; les ordres de grève y étaient donnés par un métèque Juif, crépu et lippu, qui s'exprimait en un français étrange.

Au Quartier Latin et sur le boulevard Saint-Michel, les Juifs de tous les ghettos de l'Europe Centrale et Orientale tenaient le haut du pavé, en exhibant insolemment à leur boutonnière le Lion de Judas.

Des naturalisations massives s'étaient déjà accomplies sur une grande échelle par la juiverie dès l'avènement de la troisième République. Le 24 octobre 1870, le Juif F∴ Crémieux avait naturalisé par décret trente-trois mille Juifs algériens ; décret heureusement abrogé depuis le 8 octobre 1940.

Tous les faux-intellectuels, candidats à la naturalisation, avaient leur implantation facilitée chez nous par un Comité d'assistance aux réfugiés, fondé 41, rue de Lisbonne par le baron Robert de Rothschild, les grands rabbins Julien Weill et Maurice Liber, MM. Maurice Stern, Oualid, R. R. Lambert, André Weill, Samuel Blum et quelques autres.

Ainsi le Juif qui se dit français s'efforce par tous les moyens de favoriser sa race. Peu lui importait que la France fût le dépotoir de l'Europe, pourvu que la France, sous prétexte de combattre le fascisme, fût acculée à une politique d'aventures.

Nous ne refusons pas d'accueillir une élite, étrangère assimilable, mais nous repoussons la cohorte barbare qui prétendait nous asservir.

Depuis 1934 nous avons démontré par l'étude de statistiques précises que, sans l'afflux des Juifs orientaux s'installant de plus en plus nombreux chez nous, la pléthore médicale en France serait inexistante. Ceci était vrai jusqu'en août 1939, car depuis la défaite, environ 1.500 médecins militaires devront quitter l'armée et faire de la médecine civile pour vivre. Laisserons-nous les Juifs exercer la médecine et la pléthore augmenter ?

En janvier 1939 nous avons reçu la lettre suivante :

« *Mon cher confrère,*

« *Luttant contre les métèques depuis trente-cinq ans, j'ai lu avec un plaisir extrême votre dernier article.*

« *Il y a trente-cinq ou quarante ans, c'étaient les Américains du Sud, puis vinrent les Grecs, puis les Beyrouthins, puis les Juifs roumains et, aujourd'hui, tous les salauds de l'univers.* »

Déjà en 1931 ce confrère pouvait écrire :

« ... Il y a dans les Facultés de Médecine françaises 517 étudiants roumains, dont 85% de Juifs, qui exerceront chez nous dans quelques années, sans avoir fait un jour de service militaire et qui, « daigneront » se faire naturaliser Français après 30 ans, quand ils n'auront plus un seul jour de service militaire actif à faire. »

« Sur le vieil arbre français qu'est-ce qu'on greffe ? Sur les basses branches, tout le ramassis de l'Europe qu'on laisse rentrer chez nous, sans aucun examen sanitaire. De telle sorte que les hôpitaux parisiens sont peuplés de 25% d'épileptiques, de tuberculeux, de syphilitiques, d'alcooliques accourus de toutes les régions de l'Europe se faire soigner à Paris, la capitale du « Peuple des Poires. » De telle sorte que l'on greffe sur les hautes branches pléthoriques des professions libérales, des greffons rejetés par les autres jardiniers ! »

Avant les lois Armbruster et Cousin-Nast, la qualité de Français n'était même pas exigée pour pouvoir exercer la médecine chez nous. Tout médecin étranger pouvait venir nous concurrencer, les Juifs ne s'en sont pas privés, comme nous le montrons.

Ce sont donc les lois Armbruster et Cousin-Nast qui exigeant la qualité de Français *« firent sortir une véritable éruption de naturalisation, éruption qui eut été bien plus intense si ces lois n'avaient reconnu le bénéfice des situations acquises. »* Car il ne fallait faire nulle peine, même légère, aux Juifs, ils étaient les maîtres du gouvernement, les lois devaient donc être douces pour eux. Les médecins non naturalisés déjà installés purent continuer leur *« bedit gomersse. »* Les nouveaux se firent naturaliser en masse.

DES CHIFFRES ÉLOQUENTS

Les chiffres des naturalisations qui vont suivre ont été pris chez le docteur Darras qui a étudié la question de 1928 à 1937 ; dans les thèses de Paris des docteurs Pierre de Lafond (thèse 1934) et des docteurs Jacques Boudard et Albin Faivre (thèses 1939) ; mais surtout dans le *Journal Officiel*. Pour cela nous avons dépouillé les listes de naturalisations parues au *J. O.* Et là nous avons pu connaître les noms, prénoms, dates et lieux de naissance de ces « *noufeaux vranzais* » ; aussi sommes-nous en mesure de dire qu'ils sont presque tous Juifs.

Ces chiffres des naturalisations sont des minima, car beaucoup de métèques, étudiants en médecine se font naturaliser simplement comme étudiants, tout court, si bien qu'ils ne comptent pas dans nos statistiques.

Les naturalisations d'étudiants en médecine sont, en réalité, beaucoup plus nombreuses.

Constatons avec le poète que le Juif est « faux, trompeur, mensonger, plein de fraude et d'astuce. »

Avant la guerre 1914-1918 il y avait 110 médecins naturalisés dans la Seine.

Une douzaine le furent pendant la guerre.

Mais depuis 1919 dans la Seine seulement on a naturalisé des nuées de médecins et d'étudiants étrangers.

Il nous a été impossible d'avoir la liste des naturalisations pour les années qui vont de 1919 à 1923.

Voici les médecins et étudiants en médecine naturalisés depuis 1924 :

Année	Nombre		Année	Nombre	
1924	30	naturalis.	1933	35	naturalis.
1925	51	–	1934	22	–
1926	46	–	1935	29	–
1927	68	–	1936	102	–
1928	70	–	1937	510	–
1929	42	–	1938	114	–
1930	33	–	1939	48	–
1931	28	–	1940 (jusqu. 9 juin)	15	–
1932	16	–			

Ce qui fait un joli total de 899 en 16 ans et demi.

D'où viennent ces naturalisés :

Surtout de Roumanie et de Pologne, tous sont Juifs, à quelques exceptions près.

D'autres viennent de Russie, ce sont les soi-disants Russes blancs et les Juifs-russes.

Quelques-uns viennent de Turquie et d'Asie-Mineure. Nous avons pu compter 39 médecins ou étudiants originaires de ces pays, naturalisés depuis 1934.

Nous trouvons 24 cas de naturalisations de médecins Juifs venus d'Allemagne de 1924 à 1938. Les médecins Juifs d'Allemagne, pour la plupart, redoutant sans doute l'antisémitisme en France, ont émigré en Amérique du Sud : au Chili, en Argentine, en Uruguay, au Mexique, quelques-uns aux États-Unis.

Parmi nos naturalisés nous trouvons 17 Grecs, 15 Égyptiens, 10 Hongrois, 8 Yougoslaves, 7 Palestiniens, 6 Italiens, 5 Bulgares, 3 Chinois, 2 Portugais, 2 Tchécoslovaques, 2 Autrichiens, 2 Lettons, 2 sujets du Natal, 1 Anglais, 1 Norvégien, 1 Hollandais, 1 Persan, 1 sujet des Antilles anglaises. La plupart de ces 86 médecins sont Juifs, comme il fallait s'y attendre ; les bons Grecs, les bons Hongrois, les bons Bulgares restent chez eux, les mauvais s'en vont et, comme par hasard, viennent chez nous.

Parlons un peu des Mauriciens : ces sujets britanniques bénéficiaient d'un privilège analogue à celui des Roumains, mais qui ne reposait pas davantage sur une convention diplomatique. Ils avaient le droit de postuler le doctorat d'État français sur la simple présentation de leur diplôme secondaire britannique.

Le docteur Chauveau ayant demandé au ministre de l'Instruction publique en vertu de quels textes les Mauriciens étaient admis dans nos Facultés en vue de l'obtention du diplôme d'État, le ministre a répondu ce qui suit :

> « *En réponse, etc. En ce qui concerne les Mauriciens aucune convention n'existe à leur sujet. Si le diplôme d'État leur est ouvert sur simple présentation de leur diplôme secondaire britannique, c'est en raison de leur origine et de leur éducation française.*
>
> « *...Veuillez agréer...* »

Ainsi, messieurs les Roumains et les Mauriciens(12) qui ne bénéficiaient d'aucune convention diplomatique, profitaient simplement de la veulerie et de la complaisance de nos gouvernants qui n'ont jamais été capables de faire appliquer les lois.

Nous trouvons aussi quelques naturalisés de l'Amérique du Sud, de l'Uruguay 3, du Chili 1, de Haïti 1 et un seul Canadien.

Voyous maintenant combien nos colonies nous donnent de naturalisés.

De 1924 à 1938 ils sont au nombre de 126 : 51 Tunisiens, 34 Malgaches, 26 Indochinois, 6 Syriens, 3 du Dahomey, 2 de Guinée, 2 Libanais, 1 d'Algérie. Les Indochinois et les Malgaches retournent presque tous exercer chez eux. Il n'en est pas de même des Juifs-tunisiens qui, pour la plupart, restent chez nous.

Nous voyons donc que le nombre des naturalisés augmente d'une façon scandaleuse en 1936, en 1937, en 1938, *« années de gloire »* du front populaire enjuivé. Ces naturalisés sont Juifs dans une proportion de 80%.

En 1938, Messieurs le Dr Torchaussée et Dailly, conseillers municipaux de Paris, s'étaient élevés contre cet envahissement Juif qu'ils qualifiaient alors de « minorités ethniques », car il ne faillait pas prononcer le mot Juif.

Ils ont écrit que :

> *« Quand le gouvernement ne peut absolument pas naturaliser un médecin étranger (il était Juif par-dessus le marché), on le choisit comme speaker des conférences médicales dans un poste de radiodiffusion d'État, poste colonial, aux appointements de 2.500 frs par mois, pendant que de pauvres médecins, anciens combattants, blessés, mutilés, anciens professeurs agrégés ou médecins des hôpitaux, qui ont le malheur d'être Français, sont abandonnés sans ressources. »*

---

12. — Docteur Dhers, à propos d'un projet de loi réglementant l'exercice de la médecine on France par les Étrangers, *Journal des Praticiens* ; 24 mars 1930.

DES LISTES CURIEUSES

Pour illustrer les pages précédentes, voici la liste des médecins naturalisés par décrets du 11 avril 1936, du 23 avril 1936 et du 1ᵉʳ mai 1936.

Par décret du 11 avril 1936 sont naturalisés français :

- M. Abramovici (Arthur), né le 29 septembre 1906 à Botosani (Roumanie), docteur en médecine, demeurant à Romillé (Ille-et-Vilaine) ;
- M. Barsoum (Ibrahim), né le 15 mai 1902 au Caire (Égypte), docteur en médecine, demeurant à Lesparre (Gironde).
- M. Cahn (Léon), né le 14 juin 1915 à Pétrograd (Russie), étudiant en médecine, demeurant à Paris ;
- M. Goldmann (Michel), né le 1er décembre 1912 à Kichineff (Roumanie), étudiant en médecine, demeurant à Paris.

Par décret du 23 avril 1936 sont naturalisés français :

- M. Abramovitz (Richard), né le 20 octobre 1897 à Botosani (Roumanie), docteur en médecine, demeurant à Paris ;
- M. Bornbigher (Marc), né le 5 décembre 1909 à Folticeni (Roumanie), docteur en médecine, demeurant à Corcieux (Vosges).
- M. Davidovitch (Pinhas), né le 13 juillet 1909 à ChiliaNoua (Roumanie), étudiant en médecine, demeurant à Toulouse (Haute-Garonne).
- M. Eiferman (Moïse), né le 17 octobre 1907 à Visiniatynce (Pologne), étudiant en médecine, demeurant à Montpellier (Hérault).

Par décret du 1ᵉʳ mai 1936 sont naturalisés français :

- M. Chostakoff (Valentin), né le 12 septembre 1900 à Odessa (Russie), médecin assistant en service au Soudan français.
- M. Cohen (José), né le 1er mai 1912 à Salonique (Grèce), étudiant en médecine, demeurant à Paris.
- M. Crupper (Isaac-Charles), né le 31 mars 1910 à Galati (Roumanie), étudiant en médecine, demeurant à Paris.

M. David (Rubin), né le 29 mars 1908 à Vasliu (Roumanie), docteur en médecine, demeurant à Conches (Eure).

M. Fraiberg (Jacob), né le 6 février 1910 à Ismaïl (Roumanie), étudiant en médecine, demeurant à Toulouse (Haute-Garonne).

Un fait remarquable se dégage de cette liste, c'est que ces médecins, vraisemblablement Juifs, se faufilent, se glissent partout, dans la capitale, dans les petites villes, dans les campagnes où ils vont répandre leurs idées dissolvantes (13).

Cet envahissement faisait certainement partie d'un plan Juif, car il y a bien longtemps que cette invasion a commencé, et quand un Juif s'est implanté quelque part dans la bonne terre de chez nous, il « champignonne », il appelle ses parents ou amis, et vite, deux, trois ou quatre Juifs accourent et s'implantent.

Voici encore une liste de médecins et étudiants en médecine naturalisés en 1938 et jusqu'au 5 février 1939.

Nous y voyons également l'origine de ces nouveaux Français : presque tous Juifs.

Elman Moïse, docteur, né le 2 juin 1907 à Cétatéa, Roumanie, naturalisé à Pontariou (Creuse) et sa femme Genkin Ella, née le 8 septembre 1909 à Vitebsk, Russie, naturalisée à Pontariou (Creuse).

Manolesku Emile, docteur, né le 22 décembre 1872 à Roman, Roumanie, naturalisé à Les Lilas (Seine) et sa femme Volf Berniler Rebecca, née le 15 août 1877 à Bucarest, Roumanie, naturalisée à Les Lilas (Seine).

Elbin Alexandra, docteur, né le 12 décembre 1906 à Bucarest, Roumanie, naturalisé à Paris.

Falk Félix, étudiant, né le 27 avril 1914 à Galatz, Roumanie, naturalisé à Paris.

Miller Jegoszyja, étudiant, né le 22 janvier 1912 à Varsovie, Pologne, naturalisé à Paris.

---

13. — Tel celui d'une ville de la banlieue sud, installé depuis 1923, qui a subitement disparu au début de la guerre 1939-1940 lorsque certains communistes furent inquiétés.

Kanner Walter, docteur, né le 27 juin 1904 à Galati, Roumanie, naturalisé à Paris et sa femme Spodheim Heldwig, née le 5 mars 1906 à Dorcholu, Roumanie, naturalisée à Paris.

Kula Heinrich, docteur, né le 16 décembre 1907 à Karancéa, Roumanie, naturalisé à Nogent-le-Bern. (S.) et sa femme Kellmer Susie, née le 3 décembre 1911 à Bojan, Roumanie, naturalisée à Nogent-le-Bern. (S.).

Luca Israil, docteur, né le 11 novembre 1896 à Jassy, Roumanie, naturalisé à Paris.

Hosli Henri, docteur, né le 12 février 1900 à Hasten, Suisse, naturalisé à Paris.

Grinetz Salomon, docteur, né le 10 septembre 1908 à Bacay, Roumanie, naturalisé à Éstissac (Aube) et sa femme Schimmer, née le 17 juillet 1909 à Cernanti, Roumanie, naturalisée à Estissac (Aube).

Kalachnikoff, docteur, né le 11 septembre 1918 à Bacau, Roumanie, naturalisée à Golbey (Vosges).

Topol Hersz Icek, docteur, né le 12 février 1905 à Dobrzyn, Pologne, naturalisé à Paris et sa femme Sonarend Marja-Rajza, née le 8 février 1911 à Dobrzyn, Pologne, naturalisée à Paris.

Kiarnet Isaac, étudiant, né le 3o avril 1905 à Rzeszow, Pologne, naturalisé à Villiers-sur-Marne (Aube).

Katz Fritz, étudiant, né le 3o octobre 1910 à Cernauti, Roumanie, naturalisé à Rueil-Malmaison (S.-et-O.).

Keller Isidor, docteur, né le 24 juillet 1903 à Bucarest, Roumanie, naturalisé à Paris.

Hirsch Léopold, docteur, né le 25 mai 1898 à Sarrebruck, Allemagne, naturalisé à Paris et sa femme Jess Gertrud, née le7 juin 1900 à Kiel, Allemagne, naturalisée à Paris.

Grinberg Rubin, docteur, né le 13 juillet 1906 à Bacau, Allemagne, naturalisé à Paris,

Zuckmann Paul, docteur, né le 2 août 1907 à Buzan, Roumanie, naturalisé à Rochef.-Mont. (P.-C.) Et sa femme Moritz Mirian, née le 25 juillet 1909 à Foscani, Roumanie, naturalisée à Rochef.-Mont. (P.-C.).

Sapir Michel, docteur, né le 25 avril 1915 à Moscou, Russie, naturalisé à Paris.

Stoffer Joseph, étudiant, né le 26 décembre 1908 à Bucarest, Roumanie, naturalisé à Paris.

Gottlier Maximulien, docteur, né le 9 septembre 1908 à Ceranuti, Roumanie, naturalisé à Brunchamel (Aisne) et sa femme Albecht Mellia, née le 18 décembre 1914 à Vienne, Autriche, naturalisée à Brunehamel (Aisne).

Ces noms à consonances bizarres viennent presque tous de l'Europe Centrale ou Orientale.

Le *Bulletin Municipal Officiel* du 6 novembre 1938 nous montre que ces naturalisations se font au petit bonheur.

D'après le conseiller municipal, le docteur Torchaussée :

« *En 1936, dans la Seine, 40 naturalisations de médecins furent prononcées Sur ces 40 cas, 5 seulement ont été déclarés favorables par le Syndicat des Médecins de la Seine, 30 autres furent accordées sans enquête professionnelle.* »

En 1937 sur 78 naturalisations médicales dans la Seine, 23 seulement avaient été déclarées favorables par le Syndicat, 21 furent accordées sans enquête.

Or, parmi ceux qui, durant ces deux années, furent naturalisés sans enquête, il s'en trouvait qui avaient déjà fait l'objet de mesures disciplinaires. Et pourtant ce fut à la suite d'une circulaire du ministre de la Justice que toute demande de naturalisation médicale dans la Seine dut être soumise au préalable au Syndicat des Médecins de la Seine.

Mais les lois et circulaires ministérielles s'appliquent aux Français mais non aux Juifs sous la République franc-maçonne.

LE RÈGNE DU JUIF

En 1936, le Syndicat des Médecins de la Seine a reçu 244 demandes en vue de la naturalisation, il a été répondu à 166, se décomposant comme suit :

>   106 Roumains,
>   60 nationalités diverses,
>
> Et sur ces 166 étrangers, 128 étaient Juifs.
>
>   41 cas furent jugés favorables,
>   25 réservés,
>   100 nettement défavorables.

En 1937 : il y eut 227 candidatures.
En 1938 : 171.

En trois ans 642 candidats à la naturalisation.

Les 171 candidats de 1938 se répartissent comme suit :

Roumains	67 dont 58 Juifs.
Polonais	61 dont 59 Juifs.
Russes	15 dont 5 Juifs.
Allemands	5 tous Juifs.
De pays divers	23 dont 9 Juifs.

136 Juifs contre 35. On se demande à quoi pensaient les ministres d'alors, sinon à nous enjuiver jusqu'au cou !

Ces naturalisations à outrance ont fait qu'au 20 peloton de la 22e section d'infirmiers militaires (Paris), à l'incorporation d'octobre pour l'année 1937-1938 au Val de Grâce, sur 120 appelés pour faire leur service militaire actif, il y avait 55 étudiants en médecine et médecins français d'origine contre 65 étudiants et médecins étrangers naturalisés.

Un médecin naturalisé, père de deux enfants, est dispensé du service militaire actif dès qu'il atteint 27 ans ; s'il est sous les drapeaux, il est libéré dès qu'il atteint cet âge.

Un médecin français d'origine, dans les mêmes conditions, n'est pas dispensé du service militaire actif.

Le cas s'est produit au Val de Grâce, dans une même chambrée, il y avait deux jeunes médecins âgés de 27 ans, pères de deux enfants chacun ; l'un, étranger naturalisé, a été libéré en cours d'année de service, après cinq mois de service seulement, ayant atteint 27 ans ; l'autre, français d'origine, a fait son service intégralement.

Voilà bien la raison pour laquelle la plupart des Juifs attendait l'âge de 30 ans pour se faire naturaliser : ne pas avoir de service militaire à faire. Le Juif fait faire la guerre par les « goyms. »

Il résulte de cette étude que en 1937 les naturalisations d'étudiants et de médecins ont augmenté de 80% par comparaison avec l'année 1936 et de près de 500% par comparaison avec l'année 1935.

C'est formidable quand même, dirons-nous avec le chansonnier.

La médecine, comme la République, était devenue le règne de l'étranger du Juif.

Les médecins français ne comprennent pas et ne comprendront jamais pourquoi ils doivent accepter la gêne, voire la ruine, pour recueillir les médecins Juifs étrangers chassés de leur pays d'origine pour des raisons politiques, religieuses et de race.

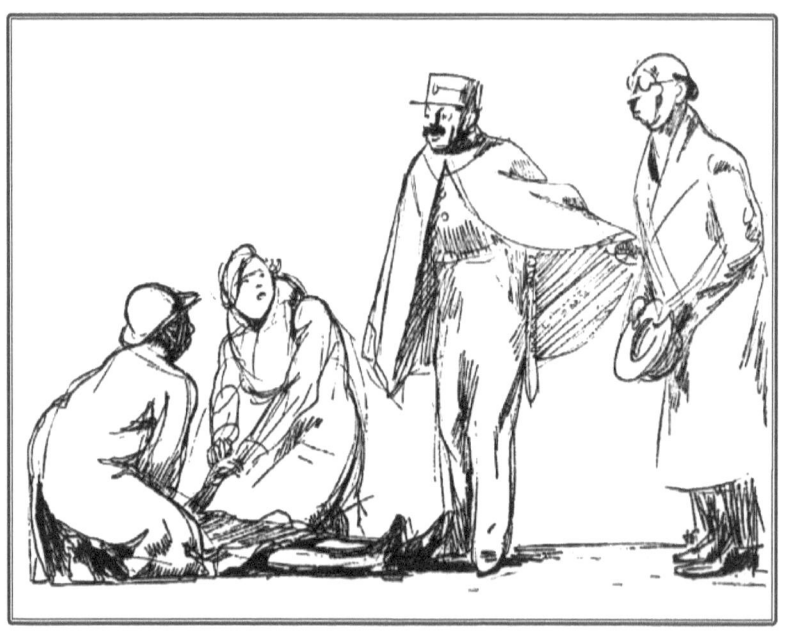

FIG. 5

LES MÉTÈQUES MÉDECINS

Je suis Partout n° 220 du samedi 9 Février 1935 ; p. 1

— *Voilà le docteur : maintenant il faudrait un interprète...*

(Dessin d'Hermman-Paul.)

III

LA PLÉTHORE MÉDICALE

En 1931, M. le Doyen Balthazard disait que la présence des étrangers suffisait à l'expliquer. Il est indéniable que depuis la guerre 1914-1918, le nombre des étudiants étrangers inscrits dans nos facultés et Écoles de Médecine s'est accru dans des proportions considérables. Nous pourrions vous donner les chiffres depuis 1912, car nous avons tous les documents.

Rappelons ce que M. le Doyen Balthazard écrivait dans *Le Médecin de France* du 1er avril 1931 :

« Si l'on examine le mouvement des étudiants en médecine à la Faculté de Paris, on constate qu'avant la guerre le nombre global dépassait 4.000 (4.162 en 1913). La guerre amena une chute brusque des étudiants et c'est seulement en 1920 que le fonctionnement de la Faculté redevint normal, avec un nombre global d'étudiants un peu inférieur à celui d'avant-guerre (3.771 en 1920). Depuis cette époque, le nombre de nos étudiants a augmenté à peu près régulièrement pour atteindre les chiffres d'avant-guerre (4.000 en 1928, 4.152 en 1930).

Lorsqu'on décompose le nombre ; global d'étudiants en tenant compte de la nationalité, on constate que depuis 1920 le nombre des étrangers a considérablement augmenté, suivant une progression très régulière, tandis qu'a diminué le nombre des étudiants français. De 429 en 1920, le nombre des étrangers passe à 1.511 en 1930 ; pendant la même période, le nombre des étudiants français s'abaisse de 3.342 à 2642. »

ACCROISSEMENT DU POURCENTAGE ÉTRANGER

Pour toute la France nous trouvons que le nombre total des étudiants qui était en 1908 de 9.084 (8.265 Français et 819 étrangers) est en 1930 de 11.375 (8.228 Français et 3.147 étrangers). En 1931 les étrangers sont : 4.448.

L'accroissement du pourcentage des étudiants étrangers est significatif à l'École de Médecine de Rouen car leur proportion était en première année de :

        0,0 pour 100 en 1926 ;
        15,0 pour 100 en 1927 ;
        30,0 pour 100 en 1928 ;
        55,0 pour 100 en 1929 ;
        57,0 pour 100 en 1930 ;
        76,5 pour 100 en 1931.

M. Rambert, dans son rapport au Congrès National des Étudiants à Caen, en avril 1930, donne les statistiques suivantes :

En 1930, à la Faculté de Paris, sur 1.511 étrangers inscrits :
780 préparent le diplôme d'Université ;
731 préparent le diplôme d'État.

En 1928, à la Faculté de Lyon, sur 127 étrangers inscrits :
107 préparent le diplôme d'Université ;
20 préparent le diplôme d'État.

A l'École préparatoire de Rouen, sur 50 étrangers inscrits en première année :
31 préparent le diplôme d'Université ;
19 préparent le diplôme d'État.

Diplômes postulés par les étrangers

	1911	1912	1913	1930
Diplômés d'État	1 233	251	1 229	896
Diplômés d'Université	1 056	1 050	1 083	2 251
Total	1 289	1 301	1 312	3 147

A la Faculté de Médecine de Paris, pour l'année scolaire 1936-37, nous relevons : sur 7.507 étudiants inscrits ou immatriculés, 1.339 étrangers ; tandis que sur les 24.637 étudiants des autres Facultés de l'Université de Paris, nous ne comptons que 2.802 étrangers. On remarque ainsi le surnombre des étrangers en médecine, parce qu'un médecin malhonnête peut trafiquer de son diplôme pour s'enrichir.

En 1932, à Tours, sur les 120 étudiants inscrits au P.C.N. 18 seulement étaient français : 102 étrangers contre 18 Français, c'est plus qu'une invasion c'est une véritable submersion.

Lamartine disait :

« L'anarchie nous submergera si nous ne lui trouvons pas une issue. » Nous, médecins, nous pouvons remplacer l'anarchie par la juiverie.

Durant l'année scolaire 1934-1935, la Faculté de Paris a délivré des diplômes de Docteur en Médecine à 1.530 étrangers, presque tous Juifs, dont 841 postulaient pour le diplôme universitaire et 699 pour le diplôme d'État.

Mais comme la loi Cousin-Nast du 26 juillet 1935 n'a pas abrogé la possibilité de transformer le diplôme de Docteur en Médecine de l'Université en diplôme d'État, puisqu'elle fixe dans son Article 2 les conditions de cette transformation, nous avons tout lieu de penser et de craindre que ces 1.530 ne se soient installés en France, presque tous, ou à peu près.

Le 18 décembre 1937, le Docteur Cibrie, secrétaire général de la Confédération des Syndicats médicaux Français, a pu écrire :

> « *Chez nous la courbe des inscriptions aux Facultés de Médecine remonte en verticale.*
>
> « *Dans huit ou dix ans, la pléthore sera effroyable et certainement le médecin ne pourra plus vivre de sa profession.* »

LA VALEUR DE CERTAINS ÉTRANGERS

Si le nombre des étudiants étrangers a augmenté dans des proportions très grandes, il en est de même des médecins étrangers, naturalisés ou non, autorisés à s'installer, du fait des lois stupides, votées par les bavards et malfaisants parlementaires, qui ne faisaient qu'aggraver l'encombrement de la profession médicale.

Voici l'opinion d'un maître de la médecine, M. le professeur Sergent, sur la valeur de ces métèques.

> « *Lorsqu'on interroge, écrit-il, bon nombre d'étudiants étrangers, candidats au diplôme universitaire, sur les raisons qui les ont amenés à venir faire leurs études en France, on apprend qu'ils appartiennent à des pays dans lesquels fonctionne le principe de la limitation du nombre des étudiants, si bien que l'encombrement de nos centres d'enseignement est, en grande partie, provoqué par les mesures qu'ont pris les autres pays pour l'éviter ; comme nous devons admettre que ces autres pays ont tout intérêt à garder chez eux les meilleurs de leurs aspirants, nous sommes conduits à conclure que nous héritons des moins désirables. Il m'est même arrivé de faire avouer à certains étudiants étrangers que lie certificat d'études auquel on avait conféré chez nous, la valeur d'une équivalence avec notre baccalauréat, était insuffisant dans leur pays pour autoriser l'inscription dans une École ou dans une Faculté.* »

M. le Professeur Carnot écrivait dans *Paris Médical* du 9 novembre 1929 :

> « *...D'autres savent si peu le français qu'avant d'encombrer les locaux de la Faculté, ils devraient passer aux Écoles Berlitz... Attirer les étrangers d'élite est excellent, mais en attirer le rebut est détestable.* »

Les Juifs roumains se voyant appliquer le «*numerus clausus*» en Roumanie affluaient chez nous et c'est pourquoi dans son rapport au Conseil Supérieur de l'Instruction publique M. le Doyen Balthazard, en 1931, fait observer que le «*numerus Clausus*» a été décrété à la faculté de Bucarest.

> «*Cette année même, écrit-il, il a été décidé que l'on n'inscrirait que 150 étudiants en première année de médecine (exception faite pour les fils de médecins qui peuvent être pris en surnombre). On a classé les postulants d'après leurs notes au baccalauréat et on a immatriculé les 150 premiers, parmi lesquels se trouvaient 17 israélites. Les orthodoxes évincés se sont orientés vers d'autres carrières ; il semble que tous les israélites soient venus demander leur inscription dans les Facultés françaises et en particulier à la Faculté de Médecine de Paris... Nous avons dépouillé les dossiers des 436 étudiants roumains inscrits à ce jour à notre Faculté pour le diplôme d'État ; parmi les 436 Roumains, 59 sont chrétiens, les autres, au nombre de 377, sont israélites, soit une proportion de 85%. Si bien que, à la Faculté de Médecine de Paris, on compte : un Roumain pour 3 étrangers et que parmi les Roumains on trouve 3 israélites pour un chrétien.*»

Tandis que certaines nations limitent strictement le nombre des étudiants en médecine, d'autres s'appliquent à rendre les études médicales plus difficiles et plus longues pour opérer une sélection et éviter l'encombrement. Ce Qui fait que les étrangers désirant étudier la médecine ne peuvent le faire dans leur pays, mais que la France, «*bonne poire*», les accueille volontiers, et cela au détriment de ses nationaux.

Parlons un peu de la valeur scientifique de certains médecins étrangers, de ceux qui sont sortis de la Faculté de Beyrouth, par exemple et qui se sont installés en France. Ils sont âgés seulement de 19, de 20, de 21 et de 22 ans.

Nous avons les noms, les adresses, leur date de naissance :

Celui de 19 ans s'est installé en 1913 à Paris, rue de La Rochefoucauld ;

Celui de 20 ans s'est installé en 1909 dans la Marne ;

Ceux de 21 ans — ils sont deux — se sont installés : l'un à Paris, boulevard Saint-Germain, en 1901 ; l'autre dans l'Eure en 1906.

Les quatre de 22 ans se sont installés :
- Le premier à Rochefort, en 1903 ;
- Le deuxième à Malakoff, en 1903 ;
- Le troisième à Paris, rue de Rome, en 1907 ;
- Le quatrième était installé à Paris, avenue Victor-Hugo, dès 1896.

On entrait à la Faculté de Médecine de Beyrouth, tenue par des prêtres, sans baccalauréat à 15 ans ; on y était reçu docteur en médecine sans thèse au bout de quatre ans ; on ne faisait pas de service militaire et on venait s'installer médecin dans notre pays à 22, 21, 20 et même 19 ans.

On croit rêver lorsqu'on étudie la question de la médecine en France par les étrangers !

CE QUE FAISAIENT LES AUTRES PAYS

Il en était tout autrement dans les autres pays, partout des précautions étaient prises pour augmenter la valeur scientifique du médecin.

La Presse Médicale du 9 février 1927 publiait un résumé de M. le Professeur Houssay, Doyen de la Faculté de Médecine de Buenos-Aires, dans lequel on lit :

« ... *Cuba a augmenté la durée des études d'une année.*

« *L'Équateur, plus radical, a fermé les Facultés provisoirement.*

« *École dentaire de Santiago (Chili) a limité le nombre des équipes d'enseignement pratique et professionnel.*

« *Le Brésil vient de limiter le nombre des étudiants dans les écoles fédérales de Rio et de Bahia. Il ne peut être admis plus de 250 étudiants de première année à Rio et 80 à la Faculté d'État de Sao-Paulo.*

« *Depuis le 5 avril 1923, l'École de la Plata a limité à 200 le nombre des étudiants de première année.*

« Aux États-Unis, 47 des 80 écoles ont fixé le nombre des étudiants ; dans les autres, la limitation existe du fait qu'aucun cours ne peut comprendre plus de 125 élèves étudiants.

« La limitation existe à la Faculté de Toronto (Canada).

« En Norvège, l'école de médecine d'Oslo n'admet que 60 élèves en première année.

« En Hongrie, les étudiants ne peuvent dépasser un total de 600.

« L'Autriche a fixé à 400 le nombre des places en première année. En 1923, elle avait 4.470 étudiants répartis dans les trois Facultés, pour un pays de 6.500.000.

« En Russie, le nombre des étudiants est fixé proportionnellement aux nécessités du pays et au savoir des élèves. »

En Allemagne nous savons tous que les Juifs n'accaparent plus les professions libérales, la médecine en particulier.

En 1830 et en 1867, lors de deux tentatives de soulèvement de la Pologne, tous ceux qui s'étaient compromis furent chassés de leur pays.

En 1931 des troubles antisémitiques eurent lieu dans les universités polonaises.

En 1917, un grand nombre de Russes, médecins et étudiants, se sont réfugiés en France à la suite de la Révolution.

En 1929, à Prague, les étudiants de l'Université manifestèrent au nombre de 6.000 contre les Juifs.

Partout le Juif était chassé, banni, et toujours accueilli à bras ouverts par nos gouvernements. Ce fait est indéniable. La Franc-Maçonnerie doublée de la juiverie attiraient chez nous les étudiants étrangers et particulièrement les étudiants en médecine.

L'AIDE FRANÇAISE AUX ÉTUDIANTS ÉTRANGERS

Au budget de 1930 était inscrit un crédit de 560.000 francs pour les étudiants serbes désirant venir en France (800 francs par mois), çà n'était déjà pas trop mal ! et de 425.000 francs pour les étudiants roumains (120 à 150.000 francs) pour frais d'études et 500 francs tous les trois mois, 120 à 140 étudiants en peuvent bénéficier [14].

Au budget de l'Instruction publique de 1931-1932 figure un crédit de 375.000 francs sous le titre de Secours aux étudiants roumains [15].

En 1933 au *J. O.* du 1er juin 1933, page 5727, nous lisons au Budget de l'Éducation nationale :

« III Enseignement supérieur, chapitre 25 « Aide au étudiants étrangers. » Montant des Crédits : 1.292.000 francs »... Les étrangers plus nombreux ont un budget plus important.

En 1934, *J. O.* du 1er mai 1934, page 2038 :

« Budget de l'Éducation nationale, III Enseignement supérieur, chapitre 25 : « Aide aux étudiants étrangers. » Montant des crédits : 934.000 » ...Cela devient une habitude chaque année.

Aussi en 1935, *J. O.* du 21 novembre 1935, p. 2458, chapitre 25 « Aide aux étudiants étrangers » : 840.600 francs... M. Amidieu du Clos, député de Longwy :

« Propose de reporter le crédit de ce chapitre au chapitre 26 et de donner aux chapitres ainsi fusionnés l'intitulé suivant : Prêts d'honneur aux étudiants de nationalité française.... »

M. Pierre Amidieu du Clos. — *Au moment où notre jeunesse, surtout notre jeunesse studieuse, ne trouve plus à appliquer la science qu'elle a acquise à chers deniers, au titre des familles et au titre de l'État, il me paraît inopportun non seulement d'accorder à des étrangers des émoluments et des aides supplémentaires, mais encore de préparer ainsi des concurrents à nos malheureux jeunes gens.*

Vous le savez, comme nous, la plupart de ces jeunes gens qui, avant d'aller au régiment, avaient une situation assise, stable, leur permettant de vivre, sont, à leur retour, impitoyablement refoulés. Ils sont condamnés, de ce fait, à une véritable désespérance.

---

14. — Les médecins étrangers en France (note documentaire). *Le médecin de France*, du 15 avril 1930.

15. — Rapport de M. le Sénateur Le Dentu, au Sénat, annexe au procès-verbal de la séance du 3 mars 1931.

Vous, monsieur le Ministre, qui êtes grand-maître de l'Université, Nous savez quelle est la force, quelle est la valeur de l'espoir chez les hommes jeunes. C'est votre rôle, c'est celui des pédagogues avisés qui sont derrière vous, de ne pas leur apporter une nouvelle cause de découragement en accordant des fonds de l'État à des étrangers, le vote de ces fonds, non seulement diminuant l'aide susceptible d'être apportée à nos nationaux, mais encore servant à leur créer des concurrents et à rendre ainsi plus difficile encore une vie qui, pour eux, l'est déjà trop.

M. le ministre de l'Éducation nationale. — *Je ne peux accéder actuellement au désir de notre collègue. Ce crédit intéresse toutes sortes d'organisations, qui ne dépendent pas seulement de moi, qui touchent, dans une certaine mesure, à notre politique extérieure.*

Dans ces conditions, je demande à la Chambre de repousser l'amendement de M. Amidieu du Clos.

M. Émile Borel, rapporteur. — *Je m'associe à M. Le ministre de Éducation nationale pour demander à la Chambre de repousser l'amendement de M. Amidieu du Clos.*

En réalité, le crédit de ce chapitre aurait dû être non pas diminué, comme il l'a été, mais augmenté.

(Ici conflit d'usage sur le développement de l'influence française).

M. Pierre Amidieu du Clos. — *L'exposé de M. Le Rapporteur, qui est d'inspiration élevée et auquel je rends hommage, serait excellent dans des temps normaux. Mais il procède un peu de cette illusion générale qu'ont les Français sur l'amour que leur portent les autres pays. Je crois que les premiers d'entre ceux qui méritent les éloges de M. Le rapporteur, que les meilleurs pionniers de l'idée française et de l'amour de la France, sont encore les Français. Aussi, dans l'intérêt direct de ces Français, loin de retirer mon amendement, je le maintiens et je dépose une demande de scrutin. (Mouvements divers).*

Comme de juste, l'amendement de M. Amidieu du Clos n'est pas adopté par la Chambre, et le chapitre 26, concernant le crédit de 1.700.000 francs consacré aux prêts d'honneur, est adopté sous le simple titre : « Prêts d'honneur aux étudiants »… (français ???)

Il en était ainsi à chaque vote du budget, une somme considérable était prévue à l'Instruction publique appelée par dérision « l'Éducation nationale. »

Et nous dirons avec le docteur Paul Guérin :

> « …Peinez, suez, payez patente : la France a des cadeaux à faire… Apprenez à vos enfants la cascade des possessifs : mon million, notre million… Leur million… Serons-nous donc toujours des poires ? »

O comble de l'ironie ! les Juifs roumains… Et les autres étaient entretenus chaque année aux frais des contribuables pour mieux nous concurrencer ensuite ! N'est-ce pas magnifique ? Et tous ces détails nous sont donnés par le journal le plus instructif de France : le *Journal Officiel* de la République.

Ainsi nous héritions des Juifs considérés comme de culture insuffisante pour devenir médecins dans leur pays.

Vous voyez d'ici le nombre de Juifs étrangers qui, sortis des Facultés de Bordeaux, de Lyon, de Lille, de Strasbourg et des autres se sont installés chez nous !

CE QUI SE PASSE DANS LA SEINE ET À PARIS

Les médecins français n'apprendront pas, sans un mouvement de colère, que dans les six premiers mois de 1935 : 163 médecins étrangers, pas même naturalisés, Juifs pour la plupart, se sont fait inscrire à la préfecture de police de la Seine contre — tenez-vous bien — 124 Français.

En comparant les chiffres dans la Seine et dans la ville de Paris seulement, nous voyons que Paris a presque autant de médecins en 1937 que le département de la Seine en 1931 et qu'en moins de 20 ans son chiffre s'est accru de 1.209 ce qui nous donne une moyenne de 60 par an.

Cet accroissement est uniquement dû aux médecins étrangers qui s'installent à Paris et dans la Seine.

Dans la Seine, avant la guerre de 1914, il y avait 110 médecins étrangers naturalisés et 355 non naturalisés. Actuellement en 1910 il y a plus de 1.500 médecins étrangers naturalisés ou non naturalisés.

Le docteur Hilaire, secrétaire général adjoint de la Confédération a écrit le 15 février 1939 dans La Défense du Médecin :

« *Songez qu'il y a dans la Seine 7.000 médecins dont 1.500 étrangers, les uns naturalisés, les autres non.*

« *Il faut ajouter à ces 1.500* », écrit le docteur Boudard dans sa thèse de 1939, *un bon demi-millier de cas d'exercice illégal par des étrangers. Nous arrivons ainsi à 2.000 sur 7.000, soit 28,5%.* »

Nous en concluons que la pléthore médicale dans la Seine, dans la mesure où elle provient du facteur nombre de médecins ou de « faisant-fonction », ce qui revient au même, est causée par les étrangers dans une proportion de 28,5%. Quand on songe qu'avant la guerre mondiale le pourcentage des étrangers était évalué à 4% !!!

Le chiffre de 1.500 métèques est un minimum à notre avis. La loi du 19 août 1940, lors de son application, nous donnera certainement raison, et nous débarrassera d'au moins 2.000 médecins dans la Seine.

Songez qu'en 1929 il fut fait, par les soins du Syndicat des Médecins de la Seine, un relevé de noms, lieux et dates de thèse de médecins exerçant dans le département. Ce document concluait à la présence de 522 médecins étrangers.

Depuis 1929 quel envahissement de Juifs de tout poil !

Voici un exemple caractéristique :

A Saint-Ouen-sur-Seine, en 1930, il y avait un médecin Juif-roumain naturalisé depuis un an.

En 1934 il y avait 6 médecins Juifs-roumains non naturalisés contre 16 Français.

En 1939 il y avait : un Juif algérien, 1 Juif roumain naturalisé et 7 Juifs étrangers dont 1 Tunisien contre 17 Français.

Tous ces Juifs ont été aiguillés sur Saint-Ouen par le Juif-roumain de 1930 qui, contraint par le tribunal de la Seine de quitter Saint-Ouen en 1932 « *a voulu se venger des médecins français de Saint-Ouen en faisant installer une dizaine de médecins étrangers, empêchant ainsi les Français de gagner leur vie.* » Telles furent ces propres paroles.

Nous estimons avec le docteur Jacques Boudard qu'il y a au moins 500 cas d'exercice illégal par des étrangers dans le département de la Seine. Ces illégaux peuvent être classés en trois catégories : D'abord les médecins étrangers n'ayant aucun diplôme français qui sont surtout des Juifs roumains, polonais ou orientaux, ces « morticoles » changent de domicile aussi facilement que de nationalité ou d'état-civil, ils courent plus vite que la justice et ne sont presque jamais condamnés. Jusqu'en 1939 les médecins anglais ou américains qui faisaient de l'exercice illégal étaient « tabous » grâce à la protection de leur ambassade.

Viennent ensuite les docteurs d'Universités, ceux qui devaient retourner dans leur pays d'origine, ces indésirables représentent un véritable fléau à Paris, parce que très nombreux. Nous les rencontrons le plus souvent dans une clinique tenue par un non médecin où ils exercent avec le titre d'assistant. Ils sont tous Juifs.

Enfin viennent les étudiants qui s'installent sans diplômes et inspirent cependant confiance à la clientèle habituelle des guérisseurs, ce sont des ratés qui n'ont pu passer les examens mais se moquent des lois.

Voyons la proportion des médecins étrangers de 1911 à 1930 :

Années	En France	Dans la Seine	Dans les Départements
1911	2,6%	8,2%	0,13%
1929	3,1%	9,5%	0,16%
1931	—	9,9%	—

En 1939 le docteur Boudard arrive à la proportion de 28,5% dans la Seine.

Enregistrement des diplômes à la Préfecture de police du département de la Seine :

	1925	1926	1927	1928	1929	1930	1931
Étrangers	37	28	49	34	34	59	68
Français	231	274	206	219	198	192	173
Total	268	302	255	253	232	251	241

Proportions des diplômes enregistrés à la Préfecture de police du département de la Seine, de 1925 à 1931 :

	1925	1926	1927	1928	1929	1930	1931
Étrangers	14	9	19	13	15	23	28
Français	86	91	81	87	85	77	72
Total	100	100	100	100	100	100	100

En 1934 nous sommes allés à la Préfecture de police pour compléter les statistiques du docteur de Lafond.

Nous avons été éconduit, poliment, il est vrai, et les listes ne nous ont jamais été montrées.

Le docteur Boudard écrit encore :

> « *En lisant la thèse du docteur de Lafond nous avons remarqué qu'il eut beaucoup de peine à avoir des précisions de la Préfecture de police (voir page 18 de sa thèse). À nous, on les refusa simplement.* »

La Vie Médicale du 10 mars 1935 a publié que pendant le mois de février, 37 diplômes de docteur en médecine ont été enregistrés à la Préfecture de police, sur ces 37 médecins, 23 sont d'origine étrangère se répartissant comme suit : « 1 Brésilien, 1 Lithuanien (naturalisé français), 3 Polonais (dont 2 naturalisés français), 15 Roumains (dont 1 naturalisé français), 2 Russes, (naturalisés français), 1 Turc (naturalisé français) », ce qui fait 7 naturalisés français, 16 non naturalisés et 14 Français ; la proportion de Juifs est énorme.

Enregistrement des diplômes à la préfecture de police de la Seine de Janvier à Juin 1935 :

	Étrangers	Français
Janvier	19	30
Février	23	14
Mars	22	10
Avril	26	15
Mai	40	23
Juin	33	22

Ce tableau est-il suffisamment éloquent ?

Il y a pléthore de médecins en France, s'écrie-t-on de tous côtés. Pléthore, oui ; mais surtout à cause des Juifs.

Or *« c'est à cette pléthore,* écrit M. Balthazard, *que l'on doit l'âpreté actuelle de la concurrence médicale, c'est à elle qu'il faut en grande partie rapporter la ruine progressive des traditions médicales françaises. Le médecin qui gagne mal sa vie n'est que trop tenté de quitter la voie correcte que suivaient nos devanciers et d'adopter des pratiques qui, pour être courantes dans les professions commerciales, n'en seront pas moins choquantes et déplacées dans les professions libérales. »*

Depuis cet afflux massif de médecins pseudo français, ne pouvant donc pas posséder les vertus « des traditions médicales françaises », nous assistons à la commercialisation la plus vile de la profession médicale.

L'invasion juive dépassait même le cadre de la métropole pour s'étendre à toutes les parties de notre empire, c'est ainsi que ces années dernières .à la demande des Blum et autres Moch quelques 200 médecins Juifs-étrangers avaient été envoyés dans nos possessions d'outre-mer comme « aides de santé », « hygiénistes », etc. Sous la direction et la surveillance des médecins coloniaux, mais là, la réaction fut aussi violente que spontanée ; les coloniaux et les indigènes eux-mêmes les rejetèrent comme ne parlant pas le français, présentant une mentalité intolérable, etc. Et le ministre des Colonies (lisez : Mandel) a eu avec eux les pires ennuis : en Côte d'Ivoire ils ont donné lieu à une révolte des indigènes (16).

Si nous venons de voir que les médecins étrangers, naturalisés ou non, étaient Juifs, pour la plupart, nous allons montrer maintenant que parmi les médecins qualifiés de Français il y a aussi une très forte proportion de Juifs, descendants de ceux qui ont déferlé sur notre pays depuis des siècles.

SUIVEZ LE GUIDE

Nous nous sommes amusés à parcourir le dernier guide médical et pharmaceutique pour la France et ses colonies, celui de 1939, édité comme par hasard par le docteur ROSENWALD. Tous les médecins, les pharmaciens connaissent le ROSENWALD. Qu'ils fassent comme nous-même et ils seront édifiés.

Pour le département de la Seine nous avons cherché les patronymes les plus répandus parmi les médecins. Vous croyez peut-être que ce sont ceux de MARTIN, DURAND, DUBOIS ou DUPONT ?

Vous n'y êtes pas... Le patronyme le plus répandu c'est : LÉVY.

Nous trouvons 41 LÉVY ; 2 LŒWY ; 1 LÉVI ; 24 WEILL (15 avec 2 L et 9 avec 1 L) ; 16 BLOCH ; 13 DREYFUS ; 9 BLUM ; 2 BLUMENFELD ; 1 BLUMBERG ; 7 LAZARE ; 1 LAZAROVICI ; 7 COHEN ; 3 KOHEN ; 1 COEN ; 1 COHN ; 6 MEYER ; 3 MAYER ; 3 CAHEN ; 3 KAHN ; 2 CAHN ; 2 CAÏN ; la tribu des ROSEN avec les ROSENFELD, les ROSENTHAL etc. Compte 14 médecins ; la tribu en or des GOLD, GOLDMANN, GOLDBERG,

---

16. — Nous tenons ces détails d'une lettre adressée par Président-délégué des Syndicats Médicaux de la France d'Outre-Mer à M. le Secrétaire Général de la Confédération des Syndicaux français, en mars 1939.

Golstein compte 8 médecins ; 12 Schwartz ; 11 David ; 1 Davi ; 2 Davidovici ; 1 Davidovitch ; 1 Davidsohn ; 2 Weiler ; 1 Weitz ; 3 Weissmann ; 1 Wirz ; 1 Weinberg ; 1 Weissberg ; 1 Weinstein ; 1 Weisselfish ; 1 Weinsweig ; 1 Weinssenbach ; 1 Wechsler.

Il y a un patronyme que nous n'arrivons pas à prononcer : Czaczkes — essayez vous-même — et par hasard ce Czaczkes est ex-médecin-chef du sanatorium de Champrosay.

En face de ces patronymes Juifs pour la plupart quelle piètre figure vont faire nos vieux patronymes français.

Nous ne pouvons aligner en face des 41 Lévy que 20 Martin et encore parmi ceux-ci il y a un Martin Meirovici.

En face des 24 Weill les Durand ne sont que 13.

Les 16 Bloch l'emportent également sur les 10 Moreau.

Les Dreyfus avec 13 dépassent de cinq longueurs les Girard qui ne sont que 8.

Quant aux Dupont, les pauvres, ils ne sont que 2 ; ils sont battus de loin par les Blum « la fine fleur. »

Les Marchand, au nombre de 6, ne peuvent même pas s'aligner en face des Meyer, car parmi ces Marchand-là nous connaissons un Juif qui doit en réalité s'appeler Kauffman ; ce Marchand n'a pas le nez parfaitement crochu ni les lèvres convenablement lippues et pourtant c'est un Juif 100%.

Les Benoît 8, se font battre par les Schwartz qui, eux, sont 12.

Les Giraud, 4, sont également battus par les Cohen et autre Cohn.

Parcourez, confrères, le Rosenwald pour la Seine, aux lettres A. I. S. W. Z. Et si vous n'avez pas une indigestion de patronymes étranges c'est que vous avez comme on dit « de l'estomac. »

Vous y trouverez des Abramoff, Abramovici, Abramovittz, Aghion, Amram, Avram, Asher, Asher-Cohen, Iliovici, Isaac, Isaksohn, Iser Solomon, Israel, Salomon, Samarra, Saïdman, Samoïl, Swob,

Scialom, Sigall, Simon dit Rosenzveig, Strozecka, Stern, Szwarc, Waynbaum, Waysman, Wechsler, Zadoc-Kahn, Zaïdman, Zisman, etc., etc., etc....

LE FLOT MONTE

Ne croyez pas que les Juifs se soient contentés d'envahir la capitale et son département, ils foulent partout la bonne terre de chez nous.

Dans toute la France, il y en a. Nous en trouvons en Touraine, en Berry, en Poitou, dans le Lyonnais, dans la Loire, etc., ils sont partout, nos provinces françaises en sont toutes infestées.

Le flot monte, l'infiltration nous submerge de toutes parts. C'est ainsi que dans l'Assistance publique si l'on fait la statistique des Juifs, médecins des hôpitaux de Paris on voit, d'après les listes de l'Assistance, que du 1er juillet 1885 au 5 juillet 1911 il y a 39 médecins honoraires des hôpitaux dont un Juif, soit une proportion d'environ 2,5%. La liste des médecins ou chefs de service en exercice comporte 108 médecins nommés du 1er juin 1900 au 10 mai 1929 ; Les Juifs y sont au nombre de 17 — proportion de 15,7%. La liste des médecins des hôpitaux, qui n'ont pas encore de service, Bureau Central, dont les nominations vont de mai 1929 à juillet 1936, comporte 44 noms, dont 16 Juifs, soit une proportion de 36,5%.

En 1939 les médecins Juifs des hôpitaux sont passés de 17 à 35, ce qui fait une augmentation de plus de 100% en dix ans.

Louis-Ferdinand Céline dans *L'École des Cadavres* [17] a fait à ce sujet une curieuse remarque. Nous ne résistons pas au plaisir de citer le grand pamphlétaire :

> *« Les « Français » qui n'osent pas avouer leurs lieux de naissance, ils sont de plus en plus nombreux. Surtout dans les professions libérales. A cet égard honte sans doute... Les annuaires professionnels syndicaux, des médecins, dentistes,*

17.— Edition Denoël.

pharmaciens, ne mentionnent plus les lieux de naissance. Ils ont été tout bonnement supprimés les lieux de naissance. Les dentistes, médecins, chirurgiens ne sont plus nés nulle part.

« Ils existent, voilà tout. Y en avait trop de venus, sans doute, de lieux impossibles, de ghettos trop marquants. Ça faisait faire des réflexions. Maintenant c'est écrit tout sec, comme ça :

« Le Docteur Duconovitch, né le 31 décembre 1900.

« C'est marre.

« Si vous insistez beaucoup, on finira par (vous répondre qu'il est né à Chatou-sur-Seine le Dr Duconovitch, comme M. le Ministre Mandel, et ça ne sera pas vrai non plus. Vous serez bien avancé... Et le Dr Kaganovitch ? Et le Dr Durand-Moumelian ?... et le Dr Lubomirzsky ?... et le Dr Klin-Voronoff ? Sont-ils nés nulle part ces gens-là ?

« Des centaines et des centaines... de plus en plus d'« Heimatlos. » C'est pénible... Des pleins annuaires de médecins nés nulle part. Ça fait drôle ... « N'avouez jamais » c'est la consigne. Un nom de famille ça se trafique (et comment !) tandis qu'un nom de ville c'est difficile à truquer. D'où ces pudeurs.

« Tout de même il faut en finir, il faut vraiment faire quelque chose ! Ça peut pas durer toujours ces situations équivoques, ces gens qui ne sont nés nulle part...

« Ça commence à faire sourire. Je propose que nous, les originaires, on y mette un peu du nôtre. Qu'on leur donne une couverture à ces néo-enfants de France « pas naturels. » qu'on les sorte de l'embarras. Je vais faire pour eux un beau geste,. je vais aller me faire inscrire au syndicat confédéré comme ça ... Je vais insister : Dr L. F. Destouches, né à Kiev le 27 mai 1894. Cachant ainsi, enfin, mon Courbevoie (Seine) qui m'a causé un tort énorme, tout au long de ma folle carrière.

« Il ne manquera pas de se produire j'imagine, par sympathie, quelques conversions fameuses. Je vois très bien se faire inscrire à la C. G. T. le Dr G. Duhamel, de l'Académie Française, de l'Académie de Médecine né à Lvow le ... le ... et le Dr Léon Daudet, de l'Académie Goncourt, né à Bratislava le ... le ...

ainsi la mode sera lancée. Pieux subterfuge. Tous les confrères indigènes renonceront très rapidement à leurs ridicules St-Mandé... Brioude... Verrière-sur-Couesson... (Peut-on être à Brioude ?) et se choisiront en vitesse un petit ghetto bien sonnant. (C'est pas les ghettos qui manquent de Reval à Trébizonde !) Ainsi tout le monde sera d'accord et tout le monde sera gâté. On sera tous vraiment enjuivés, méconnaissables les uns des autres, même par nos lieux d'origine, homogénéisés, naturalisés Juifs, amiablement. On pourra les refaire les annuaires, ça sera une joie de les compulser, ça fera travailler l'imagination des jeunes filles, les lieux de naissance des docteurs, rien que des noms prestigieux, fantastiques, évocateurs au possible... des vrais endroits des mille et une nuits... Tobolsk... Tourgaï... Orenbourg... Vladimila... Tambor... Simbirsk... Amasaïan... Kioutaïch... Perth... C'est autre chose avouez-le que des Bécons-les-Bruyères !... C'est un peu rêche à prononcer, au premier abord, au début et puis on s'y fait... Tambor... Simbirsk... Amasaïan... Je suis né à Amaseïan !... »

Les Juifs supplantent peu à peu le médecin de naissance et de race française.

La médecine sociale était, bien entendu, assaillie par les Juifs.

En 1938 L'*Hygiène Sociale*, revue « *médicale internationale* » a publié un numéro consacré « au rhumatisme, maladie sociale. Ce numéro avait joui d'un patronage officiel, qu'affirmait une déclaration et un portrait de M. Henri Sellier, ancien ministre de la Santé Publique..

Le texte de ce numéro de L'*Hygiène Sociale* est dû notamment aux docteurs : Mathieu-Pierre WEILL, de l'hôpital Saint-Antoine ; René THEILER et Mlle LITICHEWSKY, de la consultation de rhumatologie à l'hôpital Saint-Antoine ; V. OUMANSKY, assistant à l'hôpital Saint-Antoine ; A. NEGREANU ; Ch. POLLAK, assistant de la consultation de rhumatologie à l'hôpital St-Antoine ; F. PACK (de Londres) ; Bernard SCHLESINGER (de Londres), ; G. VIDAL-NAQUET. Tous ces médecins ne sont peut-être pas Juifs : mais leurs patronymes sont bien surprenants. Et les photographies qui illustrent les articles révèlent pour la plupart des masqués Juifs classiques [18].

Vous remarquerez que les Juifs ne demeurent. Jamais isolés. A l'hôpital Saint-Antoine en 1936, par exemple, sur huit médecins chefs de service, quatre étaient Juifs : proportion 50%. A cette époque l'accoucheur et son. Assistant de consultation, l'oto-rhino-laryngologiste et l'électro-radiologiste étaient également Juifs. Ainsi cet hôpital, placé sous un saint patronage, constituait une véritable colonie juive.

CHEZ LES INTERNES

Faisons un tour chez les internes des hôpitaux de Paris, chez ceux qui un jour seront les maîtres de la Faculté de médecine.

— « Pourquoi te fais-tu naturaliser » demandait-on, en février 1935, à un interne étranger, à l'hôpital Tenon.

— « Parce que c'est mon intérêt » répondit l'interne.

— « Ne te rends-tu pas compte qu'en servant tes intérêts, tu lèses les nôtres. »

— « Qu'importe : une loi de mauvaise politique me permet de me faire naturaliser, la tendance actuelle est à la resquille, je suis un resquilleur. »

Voici une liste de candidats admissibles à l'internat en 1938 :

BAUER, BEN-HAÏM, BENTKOWSKI, CAHEN, BUTZBACH, CAUFMENT, COHLENZ, DARKOWSKY, EBSTEIN, EL-BAZ, EMANZADECH, FEDER, FELD, FELDMANN, FISHGRUND, GERTZBERG, HAUSER, HERZOG, ISRAEËL, KLEIN, KLOTZ, LANDAU, LANGE, LEBOVICI, LŒPER, MENDELSOHN, METZGER, MEYER, MINKOWSKI, NICK, PAHMER, PROCHIANTZ, SACHNINE, SEVILEANO, STAHLAND, STATLANDER, TOUFEXO, VAKILI, WEILL, WINTREBERT.

Et un fragment de liste des candidats au concours de l'Externat de Paris en 1938 :

---

18. — Voir le livre du Dr Montandon : *Comment reconnaître le Juif ?*

Mlle Abdalian, Adda, Aichenbaum, Amirian, Amir-Sanaï. Anencov, Anghert, Apkarian, Attal, Atttuil, Bahri, Bakhchagech, Bassir, Mlle Begzadian, Bennoum, Ben Yallouz, Berdjis, Mlle Berman, Bermann, Blintzousky, Bloom, Bluzadj, Bochenek, Boghrati, Bokser, Brami, Caballero y Monteagudo, Cantorovitch, Corcos, Danahaeri, Dieckmann, Dikerman, Divisia, Djelvek, Djuvara, Dominguez y Gonzalez, Douala-Beli, Mlle Dourof, Dreyfus, Edelmann, Élgrably, Épstein, Érbeia, Erlich, Erlichmann, Farchadi, Farzad, Fisz, Mlle Felgenheimer, Friedman, Fucs, Gaegos, Mlle Gavrilenko, Gelbsman, Gesundheit, Ghanassia, Gharib, Mlle Ghitza, Mlle Gluntz, Mlle Goldring, Goltz, Goinez, Grunwald, Haari, Halberstadt, Hekmat, Hernandez, Hertz, Hinerang, Hirsch, Hirschkopf, Hoffmann, Honigsberg, Iagello, Ichaïa, Imperiali, Ivaldi, Jacob, Jaoui, Japhet, Joannès, Mlle Khayat, Khiari, Kia, Klinberg, Kivenko, Mlle Klein, Mlle Kniazef, Kœnig, Koifman, Mlle Koo, Koskinas, Koulicho, Kowalsky, Krajevitch, Kritter, Kurtag, Lachowsky, Levine, Lévy (Aron), Lévy (Jacob), Lévy (Jean-Claude), Lévy (Jean-Ernest), Lévy (Jean-Léon), Lévy (Michel), Lévy (Sadia), etc., etc....

Et pour finir la liste les noms suivants, à la file cette fois :

Wassef, Waxin, Weber (Isaak), Weber (Roger), Weintraub, Wendlandt, Werquin, Wajnaerwski, Wolk, Wollmann, Worm, Wulfztat, Yaïch dit Jaïs, Younès, Zaphiropoulos, Mile Zaporojetz, Zarabi, Zimmerlich, Zwahlen, Zyngerman.

Si tous ne sont pas Juifs, la plupart le sont.

Voici encore une liste de médecins et dentistes du quartier Saint-Georges à Paris :

Arab, Aliniaudes, Azeral, Benguigui, Bloc, Cahen, David, Deguidh, Doukan, Dreyfus, Dubosorsky, Fassina, Fildstein, Gazeh, Grunberg, Haik, Hamonir, Hauser, Heiser, Jallan, Joël, Kaplay, Kardos, Kuffer, Kunpel, Kohn, Khoubesterian, Krime. Lautzengery, Loutmann,

Levitta, Levy (A.), Levy (E.), de Maio, Marcu, Metdjian, Modiano, Morgenstern, Pelosof, See, Simon, Stoianof, Szysgal, Taubmann, Wind, Wirz, Zadok, Abramovitch, Allalouf, Bachatori, Bloch, Blumeinstein, Davidson, Flexer, Hadidor, Hochfeld, Leew, Leiboweitch, Levy, Margoulis, Max, Meyer, Moyse, Neuman, Pekly, Redelinger, Scarlatos, Sednaoni, Springer, Tcherniakof…

Qu'en pensez-vous ? Si nous ne craignions pas d'être fastidieux, nous pourrions pendant des pages encore, vous mettre sous les yeux des énumérations aussi édifiantes que celles que vous venez de lire, mais nous tenons néanmoins à vous signaler ce qui suit :

CHEZ LES GASTRONOMES

Les médecins d'origine étrangère s'emparent de domaines qui, jusqu'à présent, semblaient être le privilège des Français de sang… Tels que le vin par exemple… La gastronomie qui, pourtant, sont choses traditionnellement gallo-romaines.

Une association des médecins amis des *Vins de France* a été créée. Des comités locaux ont été constitués. En 1938 celui de Paris était présidé par le docteur Weissenbach, avec comme vice-président le docteur Gottchalk et comme secrétaire le docteur Malachowski.

A propos de changement de noms écoutez, cette histoire :

Il est interdit d'exercer sous un pseudonyme la profession médicale, sous les peines édictées à l'article 18 de la loi de 1892. Les peines sont les mêmes que celles appliquées à l'exercice illégal de la médecine. Eh bien ! nous connaissons une doctoresse juive, mariée avec un Juif, exerçant à Paris sous le pseudonyme de chansonnier de son mari suivi de son nom de jeune fille ; cela frise le délit, mais n'en constitue peut-être pas un juridiquement ?

Cet exemple nous montre que cette juive est très forte pour tourner la loi, elle connaît ses droits, ses prérogatives, mais non ses devoirs qui sont d'exercer sous son vrai nom.

AUX ASSURANCES SOCIALES

En septembre 1939, la caisse interdépartementale des Assurances sociales de Seine et Seine-et Oise, 69 bis, rue de Dunkerque, à Paris, de beaucoup la plus importante de la Seine, groupant près d'un million et demi d'assurés, comptait les chefs et médecins suivants :

Chef des services médicaux spéciaux : Cahen ; Sous-chef comptable : Zérapha ;

Chef de Section : Mme Beucher, née Lévy Chef de Laboratoire : Doctoresse Robeinstein ; Médecin des Cures : Docteur Israel.

On aimerait savoir si toutes ces personnes sont toujours en place et, dans ce cas, si elles ont moins de trois grands parents Juifs dans leur ascendance ?

Ce qui fait le danger des Juifs en médecine, comme dans toutes les professions, c'est qu'ils restent inassimilables. Ce sont les Juifs eux-mêmes qui le reconnaissent.

Voici ce que l'un d'eux : L'abbé Joseph Lemann (car ils se font curés, aussi bien que médecins ou usuriers), écrit dans l'Entrée des Israélites dans la Société française :

> « *Un Juif né en Allemagne ne se dit pas simplement Allemand, il se dit Juif-allemand. Le mot allemand n'est jamais qu'une épithète. Un Juif né en France ne se dit pas simplement Français, il se dit Juif-français. Le mot « français » n'est encore qu'une épithète. Pourquoi ? Parce que leur véritable patrie n'est pas sur les bords du Mein ou de la Seine, elle est toujours sur les rives du Jourdain.* »

Voilà bien la raison : pour laquelle nous voulons extirper et expulser le Juif de la médecine française et de la communauté française toute entière. Le salut de notre pays en dépend.

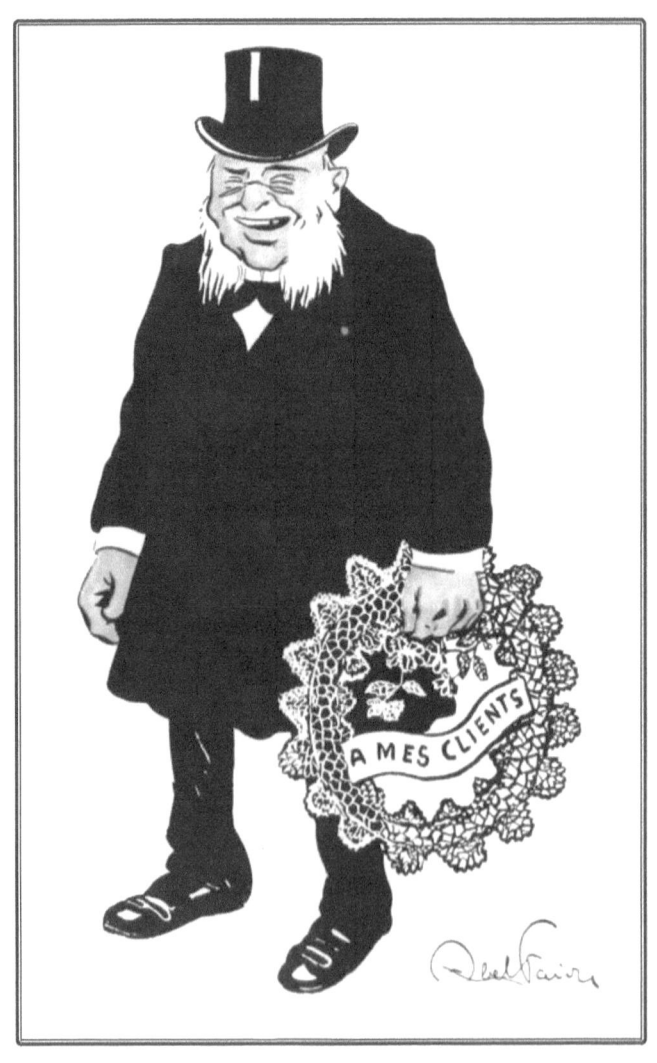

FIG. 6

À MES CLIENTS

L'Assiette au beurre, 1902.

— *Ils ne l'ont pas volée...*

(Dessin d'Abel Faivre.)

IV

LA QUALITÉ DES MÉDECINS JUIFS NATURALISÉS OU NON

Pour en juger nous avons pris comme critérium les condamnations de médecins par le tribunal civil de la Seine pendant quelques années ; nous pourrons ainsi connaître la valeur morale comparée des médecins français et Juifs naturalisés ou non. Le lecteur verra que le médecin marron se recrute surtout parmi le Juif.

Le médecin Juif obséquieux, servile, promet tout, peut tout faire. Il est charlatan dans l'âme. Il est enjôleur, comme ses frères de race qui vendent des tapis dans les villes méditerranéennes et ceux du bric à brac du marché aux puces.

Cette conception, exclusivement commerciale de la médecine est aux antipodes de la nôtre. Ils veulent gagner de l'argent — tout simplement — et par tous les moyens. L'avortement ne leur fait pas peur. Ils sont dans toutes les vilaines histoires, comme nous allions le voir.

Qui ne sait que les caisses d'Assurances sociales sont pillées le plus tranquillement et le plus aisément du monde, par une maffia d'escrocs importés d'Europe Orientale. Pour cela les médecins marquent sur les feuilles de maladies des traitements qu'ils ne font point, plusieurs consultations ou visites pour une faite effectivement, si bien que le « malade » fait du bénéfice ; la somme remboursée par la caisse est supérieure à celle déboursée chez le médecin.

Mais me direz-vous pourquoi ces exotiques, Juifs trouvent-ils des clients ?

Indépendamment des « combinaisons » plus ou moins malpropres auxquelles nous faisons allusion, il est certain que le « client » français se laisse facilement attirer par le « prestige » du médecin étranger en général paré du titre de « spécialiste. » C'est une faiblesse chez nous, au demeurant bien connue : « Nul n'est prophète en son pays », dit un vieux proverbe..

Il faut aussi tenir compte du goût du public, faussé par les Juifs, pour les rebouteux et autres médecins de pays lointains.

UNE QUESTION DE MORALITÉ

Pour nous, le problème est donc avant tout, une question de moralité. La médecine française subit une crise matérielle et morale grave l'invasion d'éléments extérieurs, inassimilables ou nocifs, est à la base de l'affaiblissement de notre profession où chez d'aucuns l'honneur et le dévouement sont trop souvent remplacés par le goût du négoce et l'appât du gain.

Voyons maintenant parmi les médecins dont la moralité est douteuse et qui n'hésitent pas à se livrer à des actes répréhensibles et, parfois, criminels, ceux qui n'ont pu échapper aux mailles de la police et se sont vus poursuivis et condamnés.

Dans son « Rapport sur le fonctionnement de l'office de répression de l'exercice illégal de la médecine et de défense professionnelle pendant l'année 1929, le docteur Coldefy écrit :

> *« Depuis 1926, vingt-trois médecins étrangers ou d'origine étrangère ont été condamnés dans la Seine et je ne parle que de ceux pour lesquels notre intervention s'est fait sentir. »*

Signalons, toutefois, que la justice n'intervient pas, alors que le Corps Médical se trouve justement scandalisé par tel « confrère » qui manifestement prend des allures d'affairiste. Le tribunal ne peut connaître et juger que ce qui est interdit par une loi. Le tribunal n'a pas à connaître de morale professionnelle ou de déontologie, il ne juge que les cas qui concernent l'ordre public.

DEVANT LES TRIBUNAUX

Dans la Seine de 1929 à 1938 voici les condamnations de médecins « marrons. »

Années	Métèques	Français
1929	8	5
1930	7	3
1931	3	4
1932	4	2
1933	5	0
1934	1	1
1935	6	3
1937	5	2
1938	1	1
	49	24

Il y a donc deux fois plus d'étrangers condamnés que de Français et parmi les Français il y a surtout des naturalisés. Si l'on retranche les naturalisés des Français d'origine, on trouve que 91% des condamnés sont étrangers ou d'origine étrangère.

D'après le Médecin de Lorraine les médecins marrons en France sont étrangers ou d'origine étrangère dans la proportion de 97%.

Toutes les condamnations indiquées ci-dessus ne sont pas toutes infamantes.

En dix ans nous constatons qu'aucun médecin français n'a été condamné pour avortement ; par contre nous pouvons aligner six métèques dont trois Juifs :

Drs R. et M., Russes, 20 mars 1930 : avortement ;

Drs Ch. et J.S., étudiants, Juifs-roumains, mai 1933 : avortement ;

P. étudiant, d'origine grecque, 4 avril 1930, (jugé à Belfort (arrêté à Paris) : avortement plus exercice illégal ;

Dr Z., Juif roumain, 3 novembre 1931 : abus de confiance ; 3 décembre 1932 : complicité d'avortement.

Les condamnations pour avortement sont rares, car il n'est pas facile de prendre sur le fait un « spécialiste. »

Nous connaissons pour notre part le plus grand avorteur de la région parisienne, car on vient le « consulter » de très loin, un « Juif roumain » naturalisé s'il vous plaît. Cet individu a toujours pu échapper aux enquêtes ; appelé chez le juge d'instruction en 1932, il a juré sur Jéhovah qu'il était innocent. Il est sans doute aujourd'hui en Palestine. Ce métèque avant de se décider à exercer la médecine sous son vrai nom — si toutefois le dernier est le vrai — a exercé sous deux autres noms différents : le premier semblait être tout à fait français — c'était celui d'une station de métro de Paris — le second l'était un peu moins que le premier tout en l'étant davantage que le dernier. Il nous a été confirmé ces jours-ci que ce nom n'était pas encore le' véritable. Une sage-femme de sa localité, sa complice, se vantait en 1930 d'avoir « fait sa position »... En effet moins d'un an après son installation, notre individu était devenu propriétaire d'un immeuble de rapport dans la ville où il était arrivé en savates.

Le Dr Boudard nous conte le cas d'exercice illégal suivant :

> « *Ce Juif-roumain, collé aux examens de première année redouble : recollé. Et alors s'installe froidement comme oto-rhino. En vue de le. Pincer, on s'adressa d'abord à la concierge et aux commerçants avoisinants. Chacun largement appointé chantait ses louanges, ce garçon « faisait » couramment plusieurs mastoïdites dans la matinée. Il a dû s'arrêter et méditer pendant quelques mois.* »

Et cet échantillonnage de condamnations ne vous dit-il rien ?...

— Usurpation du titre de docteur, témoins Mlle B., étudiante « juive roumaine », 7 juillet 1932 ; Br., étudiant « Juif-roumain. »

— Exercice sous pseudonyme : Dr O., « Juif-roumain », 8 octobre 1932 ; Dr F. « Juif-roumain », juin 1933.

Abus de confiance : Dr Z., « Juif-roumain », 3 novembre 1931.

— Exerçait aux mêmes jours et aux mêmes heures, à Lens et à Paris :

Dr X., « Juif-polonais », 11 juin 1931.

Ce cas traduit fort bien l'esprit mercantile du Juif, ce genre d'entreprises à succursales multiples ne convenant nullement à la médecine française.

Quant aux cas des condamnations pour exercice illégal simple, il y en a trop pour vous les narrer. On y voit surtout des Juifs-roumains, des Juifs-polonais, des Juifs-russes, des Juifs-grecs, des Juifs-lithuaniens, des Juifs-bulgares, etc...

16 en 1937 et 7 dans le premier semestre 1938.

Citons quelques cas d'escroqueries aux accidents du travail :

Dr S., « Juif-portugais », 28 mai 1930, condamné pour « escroquerie et raccolage des accidents du travail. »

Dr P., « d'origine grecque », naturalisé en 1928, 2 mois de prison, le 20 février 1929.

Dr W., « Juif-roumain », condamné en février 1932.

La plupart de ces condamnés ont des noms qui finissent en *« berg »*, *« stein »*, *« man »*, *« sohn »*, *« wald »*, etc... Qui pourraient prêter à confusion avec certains noms d'origine germanique portés par des alsaciens. Que ces derniers se rassurent, ces « Juifs-roumains » ont des prénoms qui indiquent suffisamment qu'ils sont Juifs. Nous insistons sur ce point, car ces Juifs ont un « culot » infernal et se font passer pour alsaciens auprès des « gogos. »

L'exemple suivant d'une condamnation par le conseil de famille départemental vaut d'être cité :

« *Première instance, le 15 juin 1935.*

« *Le Conseil de Famille départemental,*

« *Considérant que la Caisse Interdépartementale des Assurances Sociales de seine et Seine-et-Oise a soumis au Contrôle technique de la Fédération des Syndicats médicaux de la Seine les soins donnés à X. En 1935 par le Dr A... aux assurées sociales P... et L... ;*

« *Considérant que le Directeur du Contrôle a transmis son rapport au Président de la Fédération qui a saisi le Conseil de Famille des faits révélés par l'enquête ;*

« *Après avoir entendu en sa séance du 15 juin 1935 le Dr A... en ses explications et en avoir délibéré ;*

« *Considérant que si, en ce qui concerne l'assurée sociale P..., il n'est pas établi de façon indiscutable que le Dr A.., lui ait fait des visites à X..., il résulte par contre des débats et des pièces du dossier que le Dr A... a fait deux visites à X..., à l'assurée sociale L..., cela en violation de l'interdiction prononcée par un jugement du Tribunal Civil de la Seine ;*

« *Considérant que les surcharges mêmes subies par la feuille de maladie de cette assurée sociale dans des circonstances précisées aux débats telles qu'elles ne peuvent émaner que du Dr A... et dans le but de dissimuler ses visites coupables, outre qu'elles établissent la réalité du fait incriminé, en constituent une circonstance aggravante dont il importe de tenir compte dans l'appréciation de la sanction ;*

« *Par ces motifs,*

« *Prononce contre le Dr A..., par application des articles 13 et 15 des statuts de la Fédération la peine de l'exclusion temporaire du droit de donner des soins aux assurés sociaux de toutes les Caisses avec lesquelles la Fédération a passé convention ;*

« *Fixe la durée de cette exclusion à deux années ;*

« *Prescrit la publication du jugement dans le Bulletin du Syndicat des Médecins de la Seine ;*

« *Condamne le Dr A... aux dépens fixés au chiffre de cinq cents francs.* »

(Sans appel).

Ce roumain est un Juif d'origine bessarabienne, russe depuis la rétrocession de la Bessarabie à l'U.R.R.S.

UNE ANECDOTE

Voici une autre anecdote qui mérite elle aussi d'être relatée :

En 1935, un jeune médecin français, venant de terminer ses études, avait décidé de s'installer en Berry.

A cet effet il était allé sur place pour prospecter et chercher un logement. Un Juif-roumain, non naturalisé, installé non loin de la localité, à huit kilomètres exactement, ayant appris l'arrivée du médecin français n'hésita pas à se présenter un matin à l'hôtel où était descendu notre jeune médecin et lui tint ce langage :

— « J'ai appris que vous alliez venir vous installer à B... Or, moi, je suis dans la région et je veux venir également à B... il n'y a pas place pour nous deux. Vous devez partir, car vous venez de plus loin que moi puisque vous venez de Paris. »

« Stupeur du jeune Français, qui ne perdant pas son sang-froid répondit vertement à notre Juif que lui venait de bien plus loin que de Paris puisqu'il sortait des ghettos de l'Europe Orientale ; là-dessus il le mit à la porte et resta en définitive maître du terrain, car devant un adversaire aussi résolu le Juif demeura dans son coin.

Tout ceci est vécu, nous n'exagérons rien. Dégustez cet autre :

Extrait du *Siècle Médical* des 15 juillet et 1er août 1932.

A propos de la cession d'un cabinet :

« *Le docteur Z..., Juif-roumain, céda, le 12 février 1931, son cabinet, au Dr X..., moyennant une certaine somme, s'engageant à ne plus exercer dans un rayon de 5 kilomètres pendant 10 ans.*

« *M. Le Dr X... régla ses premières échéances, mais il apprit que, dans le même immeuble où il avait loué un petit appartement qui ne devait lui servir que d'habitation (sur sa foi de Juif). Le Dr Z... continuait d'exercer, au nez et à la barbe de son successeur. Le Dr X... tenta un arbitrage amiable, mais en* vain, et il assigna devant le Tribunal Civil de la Seine, versant désormais ses annuités entre les mains d'un séquestre.

« Le Dr Z... alla dès lors se loger quelques centaines de mètres plus loin affichant en gros caractères sa qualité de médecin.

« Aussi le Dr X..., qui a chargé Maîtres Campinchi et Delauney du soin de ses intérêts réclame-t-il des dommages-intérêts et une somme par contravention constatée dans l'avenir, au Dr Y. Z...., pour lequel plaideront Maîtres de Moro-Giafferi et Priou.

« Le 23 juillet 1932, la Ve Chambre du Tribunal de la Seine s'est prononcée sur le procès pendant entre le Dr X... et le Dr Z...

« Le Tribunal a fait entièrement droit à la demande développée par Maîtres Campinchi et Charles Delauney et a repoussé — tenez-vous bien — la demande reconventionnelle en 100.000 francs de dommages-intérêts présentée par Maître de Moro-Giafferi.

« Le Dr Z..., débouté, est condamné à verser 10.000 francs à son confrère ; devra dans la huitaine cesser d'exercer la médecine dans les limites du périmètre : prévu et une astreinte de 500 francs a été fixée pour chaque contravention constatée. »

Mais cette affaire à une suite ; ne croyez ; pas que notre Juif se soit tenu pour battu. Il a Commencé par céder à nouveau ce deuxième cabinet médical à un « Juif-roumain » qui, celui-ci, se disait Marseillais — Pechère. — Depuis, notre Juif erre... dans une localité voisine, où il revend ce troisième cabinet, de là il plante sa tente dans Paris à proximité des ghettos, dans la capitale nous lui connaissons trois adresses différentes, la dernière datant de 1939 est dans le périmètre défendu. Mais notre Juif quelques mois avant la guerre 1939-40, traqué par la police judiciaire pour délits plus graves, a fui vers l'Orient.. Mentionnons en passant que ce Juif, naturalisé après 30 ans, s'est fait réformer pour une soi-disant tuberculose.

COLLABORATION JUDÉO-MAÇONNIQUE

Parlons un peu maintenant de la collaboration judéo-maçonnique.

Voici une liste édifiante publiée, par La Bataille Anti-maçonnique :

MÉDECINS FRANCS-MAÇONS

On avait souvent attiré l'attention des Français sur les efforts que faisait la Franc-Maçonnerie pour grouper les Frères d'après leurs professions, afin d'exercer une influence plus forte dans les différentes branches de l'activité sociale.

Les professions médicales étaient particulièrement bien organisées selon ce principe. La Secte avait constitué un important groupement « fraternel », Les Amis de Rabelais, qui s'intitulait Association médico-scientifique.

C'était une association internationale. La place nous manque pour publier la liste complète de tous les, membres des Amis de Rabelais. Nous voulons, au moins mentionner les noms des Francs-Maçons qui dirigeaient ce groupement en France en 1937 :

BUREAU

Président d'Honneur-Fondateur : Docteur BALDET, 33°, 4, Square La Bruyère, à Paris (9e).

Président : Docteur René BLOCH, 3°, 5, avenue Alphand, à Paris (16e).

Vice-Présidents : Professeur Paul CHEVALLIER, 3°, 241, boulevard Saint-Germain, à Paris (7e) ; Docteur Georges ROSENTHAL, 15, rue d'Édimbourg, à Paris (8e) ; Docteur Georges GRABOIS, 50, rue des Francs-Bourgeois, à Paris (3e).

Secrétaire général : Docteur Charles DAVID, 18°, 80, rue Tailbout, à Paris (9e)

Secrétaire-Adjoint : Docteur Paul DURAND, 138, rue de Courcelles, à Paris (17e).

Trésorier : Docteur Maurice SLOOG, 11ter, avenue de La Celle-Saint-Cloud, à Garches (S.-et-O.).

Membres : Docteur Raymond BOISSIER, 170, boulevard Haussmann, à Paris (8e) ; Docteur Victor DÉLAUNAY, 33°, 25, avenue d'Eylau, à Paris (16e) ; Docteur Émile DESMONTS, 33°,

3, rue Maguelonne, à Montpellier (Hérault) ; Docteur JOB, 32, rue du Laos, à Paris (15e) ; Docteur Jules LÉVY, 30°, 75, rue d'Anjou, à Paris (8e).

Trésorier Honoraire : Docteur Gustave MORHANGE, 69, rue Paradis, à Marseille.

Administrateur du Bulletin : Jacques BENSIMON, 3°, pharmacien, 5, rue de Senlis, à Paris (17e), et 108, boulevard Berthier, à Paris (17e).

CONSEIL DE FAMILLE

Docteur CRISTOFINI, 33°, 2, Sentier des Pierres-Blanches, à Bellevue (S.-et-O.).

Docteur P. GALLOIS, 3°, 39, rue de Lisbonne, à Paris (8e).

Docteur VITALIEN, 33°, 12, rue Ernest-Cresson, à Paris (4e).

CONSEIL JURIDIQUE

Me Max HYMANS, 3°, avocat et sous-secrétaire d'État, 134, rue de Grenelle, à Paris (7e).

Nos lecteurs remarqueront l'effroyable proportion de Juifs, parmi les Francs-Maçons, qui dirigeaient le noyautage des professions médicales en France.

V

NOS CONCLUSIONS

Les trop grandes facilités accordées jusqu'ici aux Juifs pour exercer la médecine en France n'ont eu que des inconvénients graves.

Par la quantité, les étudiants étrangers créaient l'encombrement de nos Facultés et de nos écoles. Cette invasion était funeste à l'enseignement pratique et en particulier à l'enseignement clinique. M. Le professeur Sergent l'a fort bien dit dans la *Revue de France* du 15 janvier 1931 :

> *«... Je suis convaincu et tous mes collègues, je crois, partagent aussi cette conviction, que la formation des futurs médecins dépend pour la meilleure et la plus large part de l'enseignement qu'ils reçoivent au début de leurs études ; je prétends et je pense que tous mes collègues partagent cette opinion, que la caractéristique essentielle de l'enseignement clinique en France réside dans ! le fait. Qu'il est donné au lit du malade, c'est-à-dire dans la salle d'hôpital ; cette caractéristique le fait, à mon avis, supérieur à l'enseignement donné dans un amphithéâtre par un professeur qui commente en présence de l'auditoire les particularités d'un « cas » clinique isolé. Chez nous, en France, l'étudiant, le stagiaire a libre accès dans les salles de malades, il suit la visite du chef de service et de ses assistants, il assiste à l'examen et à l'interrogatoire d'un grand nombre de malades*

dans la même matinée, est invité à palper, à percuter, à ausculter, c'est-à-dire à constater les signes et symptômes que le chef de service a constatés et commentés devant lui. »

Or, cet enseignement individuel, pratique et raisonné est impossible à réaliser quand les élèves sont en nombre trop considérables.

« *Tout enseignement pratique devient illusoire quand il s'adresse à un trop grand nombre et à une qualité médiocre* » écrivait M. Le Professeur Carnot dans *Paris Médical* du 9 novembre 1929.

Si déjà en 1929 le nombre exagéré des étudiants nuisait à l'enseignement médical, quelle ruée de métèques il devait y avoir dans les bâtiments scolaires et les hôpitaux à l'âge d'or du Front Populaire enjuivé !... Vous voyez d'ici la formation médicale de ces foules vagabondes et la qualité de ces morticoles ; la plupart ne parlant pas français et comprenant notre langue fort mal. Ils ignoraient à la rentrée de la Faculté comment on s'excuse en français courant on a bousculé quelqu'un et ils affrontaient quelques mois plus tard leur premier examen.

Il en résultait un abaissement intellectuel et moral des étudiants, car le Juif est corrupteur par excellence.

On a cité le cas d'un Juif-bulgare de 40 ans qui, à son examen de baccalauréat, n'avait jamais entendu parler de Molière à plus forte raison de Diafoirus.

Et pourtant là encore il y eut des abus. Les métèques réagissaient vite. A la Sorbonne, on institua même pour le bachot une session spéciale pour étrangers, avec des sujets naturellement dérisoires.

Décidément, partout, le Juif était roi.

Nous avons, pour notre part, toujours présentes à la mémoire quelques rédactions d'ordonnances de médecins Juifs-étrangers, les voici transcrites fidèlement :

« *Prendre avant que de s'aller coucher un lavement de gorge.* »
« *Prendre de 5 à 6 culerés par jour.* »
« *A la datte du, etc.* »

Ce « *lavement de gorge* », ces « *culerés* » *à boire*, cette « *datte du* » sont un aperçu des connaissances linguistiques de ces nouveaux « *vranzaiss.* »

Ces parasites de la médecine, leur diplôme obtenu, cherchaient une place par tous les moyens, d'où la curée de conseillers médicaux superflus, d'inspecteurs d'hygiène supplémentaires, de tartufes de dispensaires, enfin des imposteurs de tout ordre.

Des difficultés sans cesse croissantes qu'éprouvaient les médecins à vivre de leur profession, il est résulté une véritable commercialisation de la médecine par ces morticoles qui tripotent dans les accidents du travail, les faux certificats, etc., etc....

TRAFICS JUIFS

Dans les consultations externes des hôpitaux qui n'a pas vu un étudiant-Juif en remettant l'ordonnance au malade l'orienter sur telle ou telle pharmacie ?

Qui ne connaît des étudiants-Juifs rabatteurs de coreligionnaires avorteurs ?

Combien de médecins-Juifs, véritables commis-voyageurs en médecine, n'hésitaient pas, lors de leur installation, à visiter concierges et commerçants de leur quartier, vantant leur savoir-faire et demandant surtout de le faire savoir, moyennant quoi ils promettaient consultations et visites gratuites, voire même des ristournes. C'est ainsi qu'on vit des rabatteurs d'accidentés du travail, dans presque toutes les usines, pour le compte de ces médecins.

Dans la clientèle aisée ils multiplient le nombre des visites en exagérant la gravité de la maladie ; une angine banale est baptisée par eux diphtérie, une bronchite légère devient une « pointe de pneumonie », le malade est d'autant plus vite guéri que le mal est moins grave, mais ces Juifs guérisseurs tirent de cette tromperie une renommée certaine et sont qualifiés d'emblée de « sauveurs !... »

Vous avez certainement souvenance de la publicité tapageuse, dans la grande Presse, de quelques affairistes médicaux, chatouilleurs de nez. Tel ce véritable industriel du charlatanisme dont tout le monde a le nom sur les lèvres, qui multipliait cliniques et tournées en province et avait le pouvoir de se trouver aux mêmes jours et aux mêmes heures dans deux localités différentes distantes de plusieurs centaines de kilomètres.

Quelle floraison de charlatans de tout genre n'avons-nous pas vu les années précédentes

Qui ne connaît les « curettages thérapeutiques », pratiqués par tel médecin-Juif, accoucheur des hôpitaux. Ses « honoraires » étaient, disait-on, de 10.000 francs par curettage il y a quelques années.

D'après M. Le Professeur Balthazard « *Traité de médecine légale, édition de 1935* », il y avait annuellement à Paris, à cette époque un minimum de 60.000 avortements provoqués et, dans toute la France, un minimum de 200.000. Ces chiffres sont des minima et étaient bons pour 1935. En 1939 de l'avis des gynécologues et des accoucheurs, dans les maternités de Paris, on comptait au, moins un avortement pour 5 ou 6 accouchements, mais il est évident que toutes les avortées ne vont pas consulter dans les maternités.

On admettait que le nombre des avortements criminels dans une année dépassait 500.000 ; ce chiffre d'enfants supprimés annuellement dépasse celui des soldats français tués par année de guerre, de 1914-1918.

A propos de la discussion du budget de la Justice, en 1938, M. Roulleau-Dugage a fait, à la Chambre des Députés, une très pertinente observation sur la nécessité de :

> « *Traquer les médecins marrons, étrangers pour la plupart, qui ont développé en France la criminelle industrie de l'avortement.* »

C'est aussi l'avis de M. Boverat qui a fait une si belle campagne, jusqu'en 1939, contre la dénatalité dans notre pays.

Nous ne voulons plus de tout cela.

Nous n'admettons plus la publicité à coups de tracts ou d'affiches, nous ne voulons plus des combinaisons avec certaines officines et laboratoires.

Nous dénonçons le Juif car c'est lui qui est à l'origine de la crise morale que traverse la médecine française en agissant par contagion et par concurrence.

Comme nous l'avons démontré, en médecine la question juive domine toutes les autres. Nous avons vu qu'il y a une race juive qui se soutient, qui s'entraide, qui se dresse contre tous ceux qui ne la servent pas.

Tous étaient solidaires dans le triomphe et l'opulence du Front Populaire.

Ils doivent rester solidaires pour payer tout le mal qu'ils nous ont fait.

Il faut que les Français prennent la place qu'il leur revient de droit.

Les Juifs doivent être chassés de la médecine comme de toutes les professions libérales.

URGENCE D'UN RÈGLEMENT ADMINISTRATIF

Le statut des Juifs promulgué à l'*Officiel* du 17 octobre 1940, dit dans son article 4 :

> « *Art. 4. — L'accès ou l'exercice des professions libérales, des professions libres, des fonctions dévolues aux officiers ministériels et à tous les auxiliaires de la justice est permis aux Juifs, à moins que des règlements d'administration publique ne fixent pour eux une proportion déterminée. Dans ce cas les mêmes règlements d'administration publique détermineront les conditions dans lesquelles ils pourront être admis.* »

Nous espérons que ces règlements d'administration publique ne se feront pas trop attendre.

Avouons cependant que cet article 4 constitue une amère déception pour le corps médical français, le rôle du médecin y semble méconnu, son influence y paraît presque négligeable puisque dans ce statut des Juifs le médecin cède le pas à l'agent-voyer, même au cantonnier.

Si un règlement d'administration publique ne vient pas rapidement fixer le pourcentage des Juifs en médecine ce sera la ruée de ces derniers vers les professions libérales, puisque les autres carrières leurs sont fermées, la médecine une fois de plus deviendra leur proie ; demain le jeune médecin français ne pourra plus gagner sa vie.

Nous tenons aussi à ce que le recrutement du Corps Médical soit plus sévère qu'il ne l'est actuellement, à seule fin de barrer le plus possible la voie à ceux qui, étudiant la médecine, n'ont le plus souvent qu'une âme et des mœurs de guérisseurs.

Les vrais médecins voudraient voir balayer sans pitié tous les trafics louches des exploiteurs de la médecine de ces dernières années, de ces médecins sans conscience qui font la honte de notre profession.

Nous réclamons la possibilité de vivre dans l'honneur sous un ciel qui est le nôtre et pour cela nous voulons rendre la médecine aux médecins français.

Pour arriver à ce résultat il n'y a pas trente-six moyens, il n'y en a qu'un : rétablir la Corporation médicale.

L'Ordre des Médecins

Nous venons d'apprendre que le Maréchal Pétain a décrété la création d'un Ordre des Médecins, ordre tant désiré par les médecins honnêtes ! Le jour de son application il en sera fini de la déontologie de marché aux puces. Le temps des charlatans, des commerçants, des Juifs, des parasites de la médecine en un mot, est passé.

L'Ordre des Médecins est en effet un grand pas vers la Corporation médicale, le voici tel que le donne le *Journal Officiel* du 26 octobre 1940 :

Nous, Maréchal de France, chef de l'État,
Le Conseil des Ministres entendu,

Decrétons :

Article premier. — Nul ne peut exercer la médecine s'il n'est habilité à cet effet par un Conseil professionnel dit Conseil de l'Ordre des Médecins.

Titre premier

Section I. — Du Conseil supérieur

Art. 2. — Il est créé auprès du ministre, secrétaire d'État à l'intérieur un Conseil supérieur de l'Ordre des Médecins.

Art. 3. — Ce Conseil est composé de douze docteurs en médecine nominés par décret, parmi lesquels sera choisi le président, de qui, en cas d'égalité de suffrages, la voix sera toujours prépondérante.

Un membre du Conseil d'État exerce, auprès d'eux, les fonctions de conseiller juridique.

Le Conseil est renouvelable par tiers tous les deux ans.

Art. 4. — Le Conseil supérieur de l'Ordre des Médecins se réunit au moins une fois par trimestre.

Il maintient la discipline intérieure et générale de l'Ordre.

Il assure le respect des lois et règlements qui le régissent.

Il a la garde de son honneur, de sa morale et de ses intérêts.

Il fait tous règlements d'ordre intérieur nécessaires pour atteindre ses buts.

Il délibère sur les affaires soumises à son examen.

Il est l'interprète des médecins auprès des pouvoirs publics.

Section II. — Des Conseils départementaux

Art. 5. — Il est établi, au chef-lieu de chaque département, un Conseil de l'Ordre des Médecins.

Art. 6. — Les membres de ce Conseil, au nombre de cinq à quinze, sont nommés par le ministre, secrétaire d'État à l'intérieur, sur la proposition du Conseil supérieur de l'Ordre des Médecins.

Ils sont renouvelables par tiers tous les deux ans.

Ils sont choisis parmi les docteurs en médecine, qui exercent leur art sur le territoire du département.

Le bâtonnier de l'Ordre des Avocats exercera, auprès d'eux, les fonctions de conseiller juridique.

Il pourra, par un acte exprès, déléguer ses fonctions à l'un de ses confrères.

Art. 7. — Sur toute l'étendue de son ressort le Conseil de l'Ordre des Médecins surveille l'exercice de la médecine.

Il examine les problèmes qui s'y rapportent et peut en saisir le Conseil supérieur de l'Ordre.

Titre II. — Du tableau et de la discipline

Art. 8. — Dans chaque département, le Conseil do l'ordre des Médecins dresse un tableau public des personnes qui, remplissant les conditions imposées par les lois et règlements concernant l'exercice de la médecine, sont admises par lui à pratiquer leur art.

Art. 9. — L'inscription au tableau est prononcée par le Conseil après vérification des titres du demandeur.

Elle peut être refusée par décision motivée, si les conditions requises de moralité n'apparaissent point réunies.

Appel de cette décision pourra être porté devant le Conseil supérieur de l'Ordre des Médecins. Le recours pour excès de pouvoir sera ouvert devant le Conseil d'État, contre la décision du Conseil supérieur.

Art. 10. — Au moment de leur inscription au tableau, les médecins prêtent serment, devant le Conseil de l'Ordre, d'exercer leur art avec conscience et probité.

Art. 11. — L'inscription doit être demandée par les médecins au Conseil de l'Ordre du département dans lequel ils sont établis.

En cas de changement de domicile, l'inscription sera transférée au tableau du nouvel établissement, à la diligence de l'intéressé.

L'inscription au tableau d'un département ne fait pas obstacle à l'exercice de la médecine sur l'ensemble du territoire.

Art. 12. — Le Conseil départemental appellera à sa barre les médecins qui auraient manqué aux devoirs de leur charge.

L'action sera intentée soit à la requête de l'un des membres du Conseil siégeant en comité secret, soit• sur injonction du ministre, secrétaire d'État à l'intérieur, le Conseil supérieur de l'Ordre des Médecins entendu.

Art. 13. — Le Conseil pourra prononcer l'une des peines suivantes :

1. Un blâme en chambre du Conseil ;
2. un avertissement public, avec inscription au dossier personnel ;
3. une suspension d'une durée maximum d'un an ;
4. l'interdiction à toujours d'exercer la médecine comportant radiation du tableau.

Art. 14. — Appel de ces décisions pourra être porté devant le Conseil supérieur de l'Ordre des Médecins, qui statuera sauf recours pour excès de pouvoir devant le Conseil d'État.

Art. 15. — L'action disciplinaire des Conseils de l'Ordre ne fait pas obstacle aux poursuites que le ministère public ou les particuliers voudraient intenter devant les tribunaux de l'ordre judiciaire pour la répression des infractions pénales ou la réparation des délits civils.

Art. 16. — Le Conseil départemental assure dans son ressort la défense des intérêts matériels de l'Ordre et en gère les biens. Il fixe, d'accord avec le Conseil supérieur, le montant des cotisations qui devront être versées par les membres de l'Ordre.

Titre III. — Dispositions générales

Art. 17. — Les médecins n'auront pas le droit de se grouper en associations syndicales,. Régies par le Livre III du Code du Travail.

Les syndicats des médecins existants à ce jour sont déclarés dissous. Leur patrimoine sera dévolu aux organismes de coopération, de mutualité, d'assistance ou de retraite qui seront créés dans chaque département par les Conseils de l'Ordre après avis du Conseil supérieur, au bénéfice des médecins et de leur famille.

Ces biens seront placés sous séquestre à la requête du ministère public, par ordonnance du président du tribunal civil du ressort. Ils seront liquidés sans frais dans un délai de deux mois et transférés au Conseil départemental de l'Ordre.

Art. 18. — A l'expiration de l'année qui suivra la promulgation de la présente loi, le Conseil supérieur de l'Ordre des Médecins et les Conseils départementaux seront dissous de plein droit et remplacés par des conseils élus. Les modalités de l'élection seront fixées par des règlements d'administration publique. Ces mêmes règlements détermineront l'étendue des circonscriptions assignées aux conseils élus.

Art. 19. — Le présent décret sera publié au Journal Officiel pour être observé comme loi de l'État.

Fait à Vichy,. Le 7 octobre. 1940.

La première tâche de l'Ordre des Médecins sera de faire appliquer la loi du 19 août 1940 sur l'exercice de la médecine en France.

Tout notre effort doit maintenant tendre vers le rétablissement de la Corporation qui, pour nous médecins, est devenu le mot magique de la résurrection.

Au lieu de diviser, comme le faisait les syndicats, la corporation doit réunir.

Dans un esprit de justice sociale la Corporation doit apporter à l'ordre nouveau de l'État Français son esprit de collaboration.

Il faut assurer à tout médecin français la possibilité de travailler et de vivre honorablement.

Le médecin doit pouvoir conserver son indépendance et ne doit plus se mettre au service d'exploiteurs qui, eux, se servent du prestige moral attaché au titre de docteur en médecine pour satisfaire des intérêts contraires à ceux des malades et de la communauté française.

Il faut revenir au principe intégral de la médecine aux médecins.

Étant donné l'importance sociale du rôle du médecin, il importe que la profession soit organisée sur un plan social.

Tout en respectant la liberté du malade, son moral et ses intérêts, il faut substituer, à la notion libérale ou étatiste qui nous ont conduit à l'anarchie, la conception sociale corporative.

Comme conclusion, nous tenons à déclarer hautement que notre conception corporative doit rester essentiellement française, respectueuse de notre caractère et de notre tempérament. Elle doit être l'animatrice prévoyante de tous les projets de protection de la santé publique.

Ainsi, conçue, notre Corporation médicale débarrassée de ses médecins marrons, de ses Juifs, reprendra sa place de choix dans une société française rénovée.

FIN

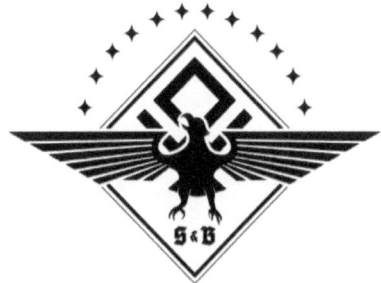

- the-savoisien.com
- pdfarchive.info
- vivaeuropa.info
- freepdf.info
- aryanalibris.com
- aldebaranvideo.tv
- histoireebook.com
- balderexlibris.com

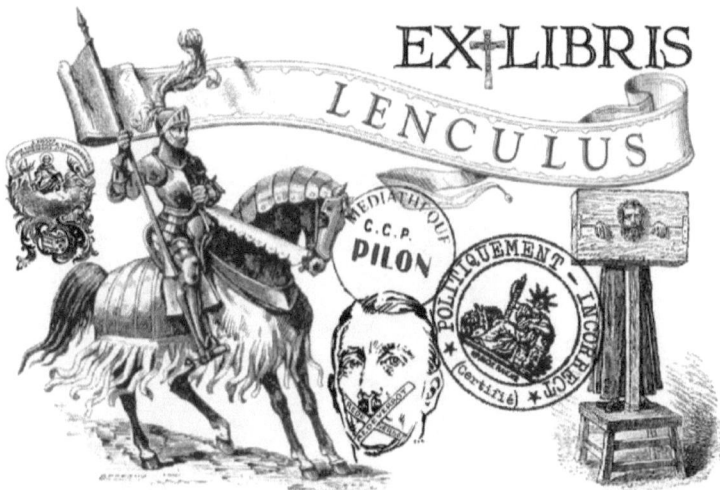

Librairie Excommuniée Numérique CULUS (CUrieux de Lire des Usuels)

AU CORPS SANITAIRE FRANÇAIS

La loi du 16 août 1940, sur l'exercice de la médecine, de la dentisterie et de la pharmacie en France, tant attendue par le Corps sanitaire français tout entier, loi excellente mais appliquée avec une lenteur désespérante, a déjà vécu. L'État français — ô ironie des mots ! — vient de s'ériger en défenseur des morticoles, métèques et Juifs en abrogeant cette loi du 16 août 1940 par la loi du 22 novembre 1941.

Avec cette loi pro-métèque et pro-juive, tous les morticoles youtres peuvent prétendre désormais à l'exercice de cet art.

Sous la Troisième République, avec les Blum, les Herriot, les Saurraut et consorts, valets de la Judéo-Maçonnerie internationale, cela pouvait peut-être se concevoir, mais sous un État français ayant pour chef un Maréchal vénéré, cela semble incroyable.

Nos dirigeants, en imaginant ou acceptant cette loi, se font les complices des pires ennemis de notre pays.

Si cette loi absurde, injuste et inopportune n'est pas abrogée, un divorce certain s'établira entre le Corps sanitaire français et ses dirigeants.

Nous ne cesserons de clamer : la médecine, la dentisterie, la pharmacie aux seuls Français de France !

Docteur Fernand QUERRIOUX
Cahier jaune n° 3 - Février 1942, p. 16

www.ingramcontent.com/pod-product-compliance
Lightning Source LLC
LaVergne TN
LVHW091933070526
838200LV00068B/952